Elisabeth Bergmeister

3-2-1-0peration

Elisabeth Bergmeister

3-2-1-0peration

Präoperative Checklisten zur Verbesserung von
Kommunikation und Patientensicherheit im OP Eine
Literaturarbeit

Reihe Humanwissenschaften

Impressum / Imprint

Bibliografische Information der Deutschen Nationalbibliothek: Die Deutsche Nationalbibliothek verzeichnet diese Publikation in der Deutschen Nationalbibliografie; detaillierte bibliografische Daten sind im Internet über http://dnb.d-nb.de abrufbar.
Alle in diesem Buch genannten Marken und Produktnamen unterliegen warenzeichen-, marken- oder patentrechtlichem Schutz bzw. sind Warenzeichen oder eingetragene Warenzeichen der jeweiligen Inhaber. Die Wiedergabe von Marken, Produktnamen, Gebrauchsnamen, Handelsnamen, Warenbezeichnungen u.s.w. in diesem Werk berechtigt auch ohne besondere Kennzeichnung nicht zu der Annahme, dass solche Namen im Sinne der Warenzeichen- und Markenschutzgesetzgebung als frei zu betrachten wären und daher von jedermann benutzt werden dürften.

Bibliographic information published by the Deutsche Nationalbibliothek: The Deutsche Nationalbibliothek lists this publication in the Deutsche Nationalbibliografie; detailed bibliographic data are available in the Internet at http://dnb.d-nb.de.
Any brand names and product names mentioned in this book are subject to trademark, brand or patent protection and are trademarks or registered trademarks of their respective holders. The use of brand names, product names, common names, trade names, product descriptions etc. even without a particular marking in this works is in no way to be construed to mean that such names may be regarded as unrestricted in respect of trademark and brand protection legislation and could thus be used by anyone.

Coverbild / Cover image: www.ingimage.com

Verlag / Publisher:
AV Akademikerverlag
ist ein Imprint der / is a trademark of
OmniScriptum GmbH & Co. KG
Heinrich-Böcking-Str. 6-8, 66121 Saarbrücken, Deutschland / Germany
Email: info@akademikerverlag.de

Herstellung: siehe letzte Seite /
Printed at: see last page
ISBN: 978-3-639-49114-2

Abstract

Hintergrund:

In Österreich fanden im Jahr 2010 ca. viereinhalb Millionen Operationen statt. Die Patientensicherheit hat absolute Priorität bei jeder Operation. In den letzten Jahren beschäftigt sich immer mehr Literatur mit Kommunikation und Informationsaustausch im OP, als potentielle Einflussfaktoren auf die Patientensicherheit und die Qualität der operativen Versorgung.

Ziel der Untersuchung:

Das Ziel dieser Arbeit ist es, anhand von wissenschaftlicher Literatur zu identifizieren, wie sich präoperativen Checklisten auf die Kommunikation des OP-Teams und auf die Patientensicherheit im OP auswirken.

Methodik:

Es wurde eine Literaturrecherche in dem Zeitraum vom 20.07.2011–30.04.2012 in den Datenbanken Academic Search Premier, Medline und CINAHL via EBSCO, sowie in DIMDI, Scorpus und Pubmed durchgeführt. Diese gliederte sich in die Prozessabschnitte Identifikation, Selektion und Bewertung der Studien. Jene 15 Studien, welche die Fragestellung am konkretesten beantworteten und die höchste wissenschaftliche Qualität hatten, bilden den Ergebnisteil dieser Arbeit.

Ergebnisse:

Die Ergebnisse der 15 Studien zeigten eine Verbesserung der Patientensicherheit und Kommunikation aus Sicht des OP-Personals, eine Verringerung von Kommunikationsfehlern und wrong-site surgeries, einen verbesserten Informationsstand des Personals, eine häufigere Überprüfung der Patientenidentität und Operationsseite sowie häufigeres Erkennen und Vorbeugen von Mängeln, Problemen und Fehlern.

Schlussfolgerung mit Implikationen für die Praxis:

Der Einsatz von präoperativen Checklisten im OP ist definitiv sinnvoll. Vor der Verwendung dieser Checklisten sollte jedoch auf jeden Fall eine entsprechende Schulung des Personals durchgeführt werden.

Schlüsselwörter: Patientensicherheit, Kommunikation, präoperative Checkliste

Abstract

Background:

In 2010 approximately four and a half million operations were made in Austria. Patient safety has the highest priority in every operation. In recent years there is more and more literature about communication and information exchange as potential influencing factors of patient safety and the quality of surgical care.

Purpose:

The aim of this paper is to find out on the basis of scientific literature how preoperative checklists improve patient safety and the communication of the operating room team in the operating theatre.

Methods:

A literature research was made from 20.07.2011–30.04.2012 in the databases Academic Search Premier, Medline und CINAHL via EBSCO and in DIMDI, Scorpus and Pubmed. It subdivides into the process steps identification, selection and the validation of the studies. The 15 articles which answered the research question the best and had the highest scientific quality, represent the findings of this paper.

Findings:

The results of the 15 studies show an improvement of patient safety and communication from the point of view of the operating room personnel, a reduction of communication failures and wrong site surgeries.

Furthermore there was an improvement of the level of information of the operating room personnel, the patient identity and operation side were more often approved and more defects, problems and errors were identified and prevented.

Conclusion:

The use of preoperative checklists in the operating theatre definitely makes sense but before the implementation, there should be made an educational program for the operating theatre staff.

Keywords: patient safety, communication, preoperative checklist

Inhaltsverzeichnis

1 **Einleitung** 7
1.1 Problemdarstellung 7
1.2 Ziel der Arbeit 12
2 **Methodik** 13
2.1 Fragestellung 13
2.2 Suchstrategie 13
   2.2.1 Identifikation 13
   2.2.2 Selektion 15
   2.2.3 Bewertung 18
3 **Ergebnisse** 19
3.1 Begriffsklärung 19
3.2 Tabellarische Darstellung der Studien 21
3.3 Auswirkungen der präoperativen Checklisten auf die Kommunikation im OP-Team 36
   3.3.1 Verbesserte Kommunikation nach Wahrnehmung des OP-Personals 36
   3.3.2 Weniger Kommunikationsfehler 36
   3.3.3 Besserer Informationsstand des Personals 38
3.4 Auswirkungen der präoperativen Checklisten auf die Patientensicherheit im OP 42
   3.4.1 Verbesserte Patientensicherheit nach Wahrnehmung des OP-Personals 42
   3.4.2 Weniger wrong site surgeries 43
   3.4.3 Häufigere Überprüfung der Patientenidentität und Operationsseite 44
   3.4.4 Frühzeitiges Erkennen von Mängeln, Problemen und Fehlern 45
3.5 Zusammenfassung der Ergebnisse 48
4 **Diskussion mit Limitationen** 52

4.1 Limitationen..55
4.2 Relevanz für die Pflegepraxis..57
4.3 Relevanz für die Pflegeforschung......................................58
5 Literaturverzeichnis..60
6 Anhang...68

1 Einleitung

1.1 Problemdarstellung

Es werden weltweit jährlich ca. 234 Millionen Operationen durchgeführt (Weiser et al., 2008). Allein in Österreich fanden im Jahr 2010 ca. viereinhalb Millionen Operationen statt (Statistik Austria, 2011). Die Patientensicherheit hat absolute Priorität bei jeder Operation (Seiden et al., 2006). Unter Gewährleistung der Patientensicherheit im OP versteht man, Fehler zu verhindern, die zu Patientenschaden führen könnten und Faktoren zu sichern, welche den Patienten vor Schaden bewahren. Dazu gehören unter anderem die Überprüfung der Identität des Patienten, Sicherung der richtigen Operation sowie Operationsseite, korrekte Lagerung des Patienten und Ausschluss von für die Operation relevanten Allergien (Nilsson et al., 2010).

Die Kosten bei einem verursachten Patientenschaden im OP sind hoch. Eine schwere OP-Komplikation kostet ein amerikanisches Krankenhaus geschätzte $13,372, wobei bei dieser Berechnung die Kosten nach der Entlassung des Patienten aus dem Krankenhaus nicht mitgerechnet sind (Semel et al., 2011).

Das Thema Patientensicherheit im OP hat eine hohe Relevanz für das OP-Pflegepersonal. Bei einer Interviewstudie gaben alle zwölf befragten OP-Pflegekräfte an, dass die Patientensicherheit zu sichern und Fehlern vorzubeugen, die Kernelemente der Krankenpflege im OP sind. Fehlern vorzubeugen bedeutet in diesem Kontext, zu versuchen, sich alles vorzustellen, was schief gehen könnte und die notwendigen Schritte zu tätigen, um solche Vorfälle verhindern zu können (Alfredsdottir, Bjornsdottir, 2007).

Mills et al. (2008) schreiben, dass in den letzten Jahren das Interesse an Literatur, welche sich mit Kommunikation und Informationsaustausch im OP, als potentielle Einflussfaktoren auf die Patientensicherheit und die Qualität der operativen Versorgung beschäftigt, gestiegen ist.

In einer quantitativen Studie von Lingard et al. (2004) wurden Kommunikationsfehler im OP analysiert. Während 48 Operationen wurden 421 für den Operationsablauf relevante „communication events" beobachtet. „Communication events" können nur einzelne Frage-Antwortsequenzen sein, aber auch längere interprofessionelle Diskussionen. Von diesen 421 „communication events" wurden 30% als Kommunikationsfehler eingestuft.

Zu Kommunikationsfehlern gehören Informationen, die zu spät ausgetauscht werden, Informationen, die unzureichend oder falsch sind, Gespräche die geführt werden, ohne all jene Personen zu beteiligen, für welche die Entscheidungen relevant wären, welche sich aus diesen Gesprächen erschließen und Gespräche deren Ziel nicht klar ist beziehungsweise nicht erreicht wird.

36,4% (n= 129) dieser Kommunikationsfehler hatten sichtbare Auswirkungen, darunter Spannungen im OP-Team, Verschwendung von Ressourcen, Verzögerungen, Unannehmlichkeiten für den Patienten und verfahrenstechnische Fehler (Lingard et al., 2004).

Der hier erwähnte Begriff des OP-Teams umfasst immer mindestens die Operateure, die Anästhesisten und das OP-Pflegepersonal. In der Literatur werden aber auch weitere Berufsgruppen wie OP-Gehilfen, Anästhesiepflegepersonal und Medizinstudenten dazu gezählt (Wauben et al., 2011; Makary et al., 2006; Lingard et al., 2004).

Eine weitere Auswirkung von schlechter Kommunikation kann die sogenannte „wrong site surgery" sein (Sutcliffe et al., 2004; Gawande et al., 2003). Die National Health Service Litigation Authority (NHSLA) definierte „wrong site surgery" folgendermaßen: Jedes Ereignis, bei dem eine Operation an dem falschen Patienten durchgeführt oder eine Prothese an der falschen Körperstelle eingesetzt wurde. Außerdem wenn die falsche Patientenseite markiert und/oder operiert wurde. Des Weiteren eine Leitungsanästhesie der falschen Patientenseite oder die falsch angegebene Patientenseite am OP-Plan oder auf der Einverständniserklärung (Panesar et al., 2011).

„Wrong site surgeries" sind vermeidbar und führen bei den Betroffenen zu einem erheblichen individuellen Schaden. Von der Joint Commission International (JCI) wird aus diesem Grund gefordert ein Verfahren zu entwickeln, mit welchem die wenigen Fälle verhindert werden können.

Außerdem ist das Interesse der Öffentlichkeit sehr hoch, wenn von dramatischen Kunstfehlern im OP berichtet wird. Geraten Informationen über eine stattgefundene wrong site surgery an die Öffentlichkeit, sind die Konsequenzen für den Chirurgen, das Operationsteam und das Krankenhaus oft verheerend (Reuther, 2009).

In einer Studie von Cohen et al. (2010) wurden 35 Fälle von wrong site surgery bei Kraniotomien analysiert um die Ursachen dieser Fehler zu ermitteln um dementsprechend Präventionsstrategien entwickeln zu können. Bei 11 der 35 Fälle verursachten Kommunikationsfehler die wrong site surgeries und bildeten damit die häufigste Ursache.

Eine geringe Kommunikation innerhalb des OP-Personals kann ebenfalls dazu führen, dass dem Patienten Schaden zugefügt wird.

Dies führt zu Spannungen im OP-Team und erhöht das Risiko, dass auf Fehler nicht aufmerksam gemacht wird (Alfredsdottir, Bjornsdottir, 2007; Lingard et al., 2005).

Die zweithäufigste Ursache für wrong site surgeries sind unzureichende präoperative Überprüfungen. Um wrong site surgeries zu reduzieren und die Fehlerkultur und die Patientensicherheit im OP zu verbessern eignen sich deshalb präoperative Checklisten (Cohen et al; 2010; Wingenfeld et al., 2010). Häufige Punkte dieser Checklisten sind Patientenname, Operation, Operationsseite, Allergien, Antibiotikagabe, mögliche Probleme, die während der Operation auftreten könnten und Funktion der benötigten Instrumente (Lee, 2010; Khoshbin et al., 2009; Papaspyros et al., 2009; Nundy et al., 2008). Meist hat die jeweilige Checkliste für jede Berufsgruppe (Operateure, Anästhesie, Pflegepersonal) eine eigene Spalte (Einav et al., 2010). Der Vorteil einer präoperativen Checkliste ist, dass kurz vor dem Eingriff noch einmal wichtige Patientendaten abgefragt und kontrolliert werden, wodurch Fehler vermieden werden können (Wingenfeld et al., 2010). Präoperative Checklisten können in Form eines Briefings eingesetzt werden (Allard et al., 2011; Henrickson et al., 2009; Lingard et al., 2008; Makary et al., 2007; Wright, 2004; DeFontes, Surbida, 2003).

Der Begriff präoperatives Briefing bezeichnet eine interprofessionelle präoperative Kurzbesprechung im OP-Team. „Time-Out" wird in der Literatur als Synonym für Briefing verwendet (Khoshbin et al., 2009; Lee, 2010). Der Ort und der genaue Zeitpunkt des Briefings variiert von Modell zu Modell. Meist findet das Briefing im OP-Saal nach Eintreffen aller OP-Teammitglieder, im Rahmen der OP-Vorbereitungen, nach Beginn der Narkose oder unmittelbar vor dem

Hautschnitt statt (Papaspyros et al., 2011; Lee, 2010; Nundy et al., 2008; Khoshbin et al., 2008). In einigen Briefingmodellen gibt es eine Person, meist der Operateur, der das Briefing leitet (Einav et al., 2010; Nundy et al., 2008; Makary et al., 2007; Lingard et al., 2006). Das Briefing startet meist damit, dass sich alle OP-Teammitglieder mit Namen und Rolle vorstellen (Nundy et al., 2008). Danach werden die einzelnen Punkte der Checkliste der Reihe nach besprochen. Bei Checklisten ohne Briefing werden die überprüften Punkte nur schriftlich festgehalten (Panesar et al., 2011, Sewell et al., 2011; Helmiö et al., 2011; Takala et al., 2011; Nilsson et al., 2010).

Präoperative Briefings erhöhen die interprofessionelle Kommunikation im OP-Team, verbessern dadurch die Teamarbeit und kreieren eine sichere OP-Kultur. (DeFontes et al., 2004). Mit dem Einsatz von präoperativen Briefings wird erwartet, dass das OP-Personal ermutigt wird, aktiver zu werden, wenn es um die Sicherheit der Patienten geht und sich zu Wort meldet, wenn es Probleme bei der Patientenversorgung erkennt (DeFontes et al., 2004). Des Weiteren bieten präoperative Briefings eine Lernmöglichkeit, besonders für neue Mitarbeiter oder Auszubildende. Werden beim Durchführen des Briefings Punkte angesprochen bei welchen noch Unklarheiten bestehen, können hier Fragen gestellt werden (Lingard et al., 2006).

Präoperative Briefings bieten dem OP-Personal außerdem die Möglichkeit Informationen auszutauschen, zu überprüfen, dass kein kritischer Punkt übersehen wurde und sicherzustellen, dass bekannt ist wie die Operation voraussichtlich ablaufen wird. Wenn die Zusammenstellung des OP-Teams nicht jeden Tag gleichbleibend ist, bieten Briefings außerdem eine Möglichkeit, um sich seiner Kollegen und der Teamzusammenstellung bewusst zu werden. Dies bildet die

Grundlage für die nachfolgende Kommunikation (Pronovost et al., 2003).

1.2 Ziel der Arbeit

Das Ziel dieser Arbeit ist es, anhand von wissenschaftlicher Literatur zu identifizieren, wie sich präoperative Checklisten auf die Kommunikation des OP-Teams und auf die Patientensicherheit im OP auswirken.

2 Methodik

Bei dieser Arbeit handelt es sich um eine Literaturübersicht. In diesem Kapitel erfolgt eine Beschreibung der Fragestellung und der Suchstrategie.

2.1 Fragestellung

Die Fragestellung dieser Arbeit lautet:

Wie wirkt sich die Verwendung von präoperativen Checklisten auf die Kommunikation des OP-Teams und auf die Patientensicherheit im OP aus?

2.2 Suchstrategie

Die Suchstrategie gliederte sich in die Prozessabschnitte Identifikation, Selektion und Bewertung der analysierten Studien (Kunz et al., 2009, S. 10-42).

2.2.1 Identifikation

Als Methode zur Identifikation von Literatur, zur Beantwortung der Fragestellung, wurde eine Literaturrecherche gewählt (Kleibl, Mayer, 2005, S.11).

Die Literaturrecherche dieser Arbeit wurde im Zeitraum vom 20.07.2011 bis zum 30.04.2012 in den Online-Datenbanken Academic Search Premier, Medline und CINAHL via EBSCO, in Pubmed, DIMDI und SciVerse SCOPUS sowie in der Wissenschaftssuchmaschine Google Scholar durchgeführt.

Die Literaturrecherche wurde mit folgenden Suchbegriffen durchgeführt: briefing, surgery, patient safety, patient harm, errors, wrong site surgery, patient identification, checklist, time out, communication. Es wurde der Bool`sche Operator AND zur Verknüpfung der Suchbegriffe verwendet. Die genauen Sucheingaben können im Suchprotokoll im Anhang 1 nachgelesen werden. Des Weiteren wurde die Berrypickingmethode angewendet (Bates, 1989) und eine Informationsspezialistin für Datenbankrecherche herangezogen, welche die oben genannten Suchbegriffe als geeignet identifizierte und ebenfalls zur Recherche heranzog. Der Suchverlauf der Literaturrecherche der Informationsspezialistin kann in Anhang 2 nachgelesen werden.

2.2.2 Selektion

Die Auswahl der Literatur erfolgte unter den in Tabelle 1 definierten Ein- und Ausschlusskriterien.

Tab. 1: Ein- und Ausschlusskriterien der Literaturrecherche

Charakteristika	Einschlusskriterien	Ausschlusskriterien
Population	• OP-Personal: (Operateure, Anästhesisten, OP-Pflegepersonal, Anästhesiepflegepersonal, OP-Gehilfen, Medizinstudenten)	• Intensivpflegepersonal
Intervention	• Verwendung von präoperativen Checklisten	• Nicht durch Checklisten strukturierte Briefings • Nicht pflegerelevante Checklisten
Ergebnisparameter	• Anzahl der Kommunikationsfehler • Meinungen des OP-Personals zu Auswirkungen der Checklisten auf die Kommunikation • Anzahl der „wrong-site surgerys" • Meinungen des OP-Personals zu Auswirkungen der Checklisten auf die Patientensicherheit	• Mortalität • Operationskomplikationen
Art der Publikation	• Studien, die peer-reviewed sind und nach dem EMED-Format aufgebaut sind	• Literaturübersichten • Studien, die nicht peer-reviewed sind, oder nicht nach dem EMED-Format aufgebaut sind
Publikationsjahr	• Veröffentlichungen von 2001-2012	• Veröffentlichungen vor 2001
Sprache	• Deutsch- und englischsprachige Studien	• Fremdsprachige Studien, ausgenommen englischsprachiger Studien

15

Zeitlich wurde die Literaturrecherche auf Publikationen der letzten elf Jahre begrenzt. Die Literaturrecherche in den oben genannten Datenbanken lieferte eine Gesamtanzahl von 8.967 Treffern. Nach der Entfernung von Duplikaten verblieben 8.374 Treffer. Nach Durchsicht der Abstracts der restlichen 78 Artikel wurden weitere 40 Artikel verworfen. Danach erfolgte eine Volltextanalyse der übrigen 38 Artikel. Von diesen Artikeln konnten 15 zur Beantwortung der Fragestellung herangezogen werden. Der Selektionsprozess kann in dem unten folgenden Flussdiagramm (Abbildung 1) nachvollzogen werden.

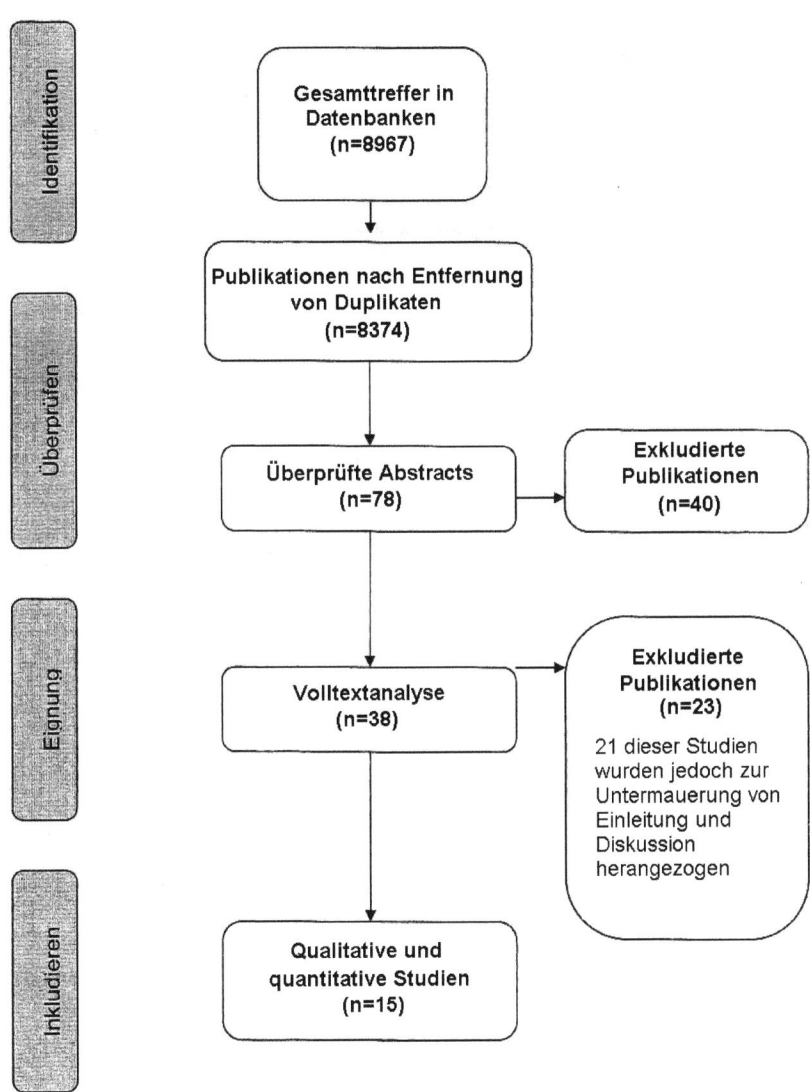

Abb. 1: Flussdiagramm

2.2.3 Bewertung

Die kritische Bewertung jener Studien, welche zur Beantwortung der Fragestellung herangezogen wurden, erfolgte mittels einer Checkliste zur Beurteilung von Interventionsstudien von Behrens und Langer (2010) und einer Checkliste zur Beurteilung von qualitativen Studien, ebenfalls von Behrens und Langer (2004).

3 Ergebnisse

In diesem Kapitel erfolgt zunächst eine Begriffsklärung. Anschließend werden die 16 Studien zur Beantwortung der Fragestellung in Tabelle 2 dargestellt und im Fließtext beschrieben. Am Ende des Kapitels steht eine Zusammenfassung der Ergebnisse der Studien.

3.1 Begriffsklärung

Nonroutine events

Nonroutine events werden definiert als Abweichungen von der optimalen klinischen Versorgung bzw. dem Standardverfahren (Einav et al. (2010).

NRLS

NRLS steht für National Reporting and Learning System und ist eine Datenbank, in der sogenannte „patient safety incidents" (Zwischenfälle, welche eine Gefahr für die Patientensicherheit darstellen) aufgezeichnet werden. In der NRLS werden alle „patient safety incidents" aufgezeichnet, welche in Einrichtungen des NHS (National Health Service) in England und Wales auftreten (NRLS, 2011).

Kommunikative „utility"

Ist definiert als die sichtbare Auswirkung von Kommunikation auf Teambewusstsein und Verhalten des OP-Teams (Lingard et al., 2006).

SAQ (Safe Attitude Questionnaire)

Der SAQ ist ein Fragebogen zur Bestimmung des Sicherheitsklimas in Hochrisikobereichen. Das Sicherheitsklima dient als Indikator für patientensicheres Arbeiten des Personals. Bei diesem Fragebogen können die Versuchsteilnehmer auf einer 5-Punkte Likert-Skala angeben wie sehr die einzelnen Items für sie zutreffen (1= starke Ablehnung; 5= starke Zustimmung). Die niedrigste Punkteanzahl sind 6 Punkte, die höchste sind 30 Punkte. Verwendete Items sind z.B. ob es die Institution angebracht mit Fehlern umgeht (DeFontes, Surbida, 2004)

3.2 Tabellarische Darstellung der Studien

Allard et al., (2011) Vereinigtes Königreich	
Forschungsansatz/ Studiendesign/Stichprobe	Quantitativ k.A. OP-Teammitglieder (n=300)
Erhebungsinstrumente/ Analyse	SAQ (Safe Attitude Questionnaire) Fragebogen zur Erhebung des Sicherheitsklimas mit 5-Punkte Likert-Skala (1=starke Ablehnung, 5=starke Zustimmung), max. 30 Pkt. Verwendete Items sind z.B.: Erhalten von Feedback, Möglichkeit von Fehlern zu lernen, Umgang mit medizinischen Fehlern Analyse: Mittels SPSS
Ziele/ Interventionen	Auswirkungen von präoperativen Briefings auf das Sicherheitsklima (Indikator für patientensicheres Arbeiten des Personals) erheben. Durchführung von präoperativen Briefings, strukturiert durch eine Checkliste 3 Erhebungen: 2003, 2004, 2006
Resultat	Verbesserung des Sicherheitsklimas (Von 2003-2006): Punkteanzahl: • MW=20,04 Pkt. (2003) • MW=20,41 Pkt. (2006) nicht signifikant
KP= Kontrollperiode IP= Interventionsperiode MW= Mittelwert	

21

Bandari et al., (2012) USA	
Forschungsansatz/ Studiendesign/Stichprobe	Quantitativ k.A. OP-Teammitglieder (n= 40)
Erhebungsinstrumente/ Analyse	Dokumentation aller , im Rahmen der Briefings und Debriefings identifizierten, Mängel oder Bedenken, durch die Beidienstschwester Standardisierte, durch Fragebögen mit 5-Punkt-Likert-Skala (5= Starke Zustimmung, 1= Starke Ablehnung) strukturierte, Interviews; Items betr. Effektivität der Briefings bei der Identifizierung von organisatorischen u. medizinisch/ pflegerischen Missständen Analyse: Mittels deskriptiver Statistik und Berechnung der Konfidenzintervallgrenzen mit einem Online-Statistikrechner
Ziele/ Interventionen	Festzustellen, ob Briefings und Debriefings im OP, praktikabel und anwendbar sind, um Mängel und Bedenken bei der operativen Versorgung prospektiv aufzuzeigen. Durchführung von präoperativen Briefings und postoperativen Debriefings strukturiert durch eine Checkliste 2 Erhebungen: 10.06-09.08; 10.08-05.10
Resultat	Im Rahmen d. Briefings identifizierte Mängel: • 10.06-09.08: 1265 (Z.B: Unsterile Materialen, inkorrekte Verwendung von Geräten und Materialen, nicht funktionierende Instrumente) • 10.08-05.10: nicht verwertbar (keine Trennung d. Ergebnisse bezgl. Briefings u. Debriefings) Auswertung der Interviews: • 33/40 (83%; 95%CI: 67-92%)- Effektiv b. der Identifizierung von betrieblichen Mängeln 37/40 (93%; 95%CI: 79-98%)- Effektiv b. der Identifizierung von Mängeln bei der klinischen Versorgung

KP= Kontrollperiode IP= Interventionsperiode MW= Mittelwert

Böhmer et al., (2012) Deutschland	
Forschungsansatz/ Studiendesign/Stichprobe	Quantitativ k.A. OP-Teammitglieder (n=71)
Erhebungsinstrumente/ Analyse	Fragebögen mit 5-Punkte-Skala (1= nie, 5=immer), max.95 Pkt., 19 Items (z.B. betr. Kennen der OP-Teammitglieder, Zeitdruck, Wissen über Name, Operation, Diagnose und Infektionen d. Patienten, Fehlermanagement) Analyse: Mittels T-Test
Ziele/ Interventionen	Ermittlung der perioperativen Patientensicherheitsstandards und der Qualität der interprofessionellen Kooperation vor und nach der Einführung einer präoperativen Checkliste. Anwendung einer präoperativen Checkliste 2 Erhebungen: KP und IP in je 2 Departments: Anästhesiologie u. Traumatologie
Resultat	Signifikante Verbesserung bei den Items: MW der Pkt. pro Item im Department für Anästhesiologie: • Kennen d. OP-Teammitglieder ($3,30\pm0,95\rightarrow3,86\pm0,87$; $P<0,05$) MW der Pkt. pro Item im Department für Traumatologie: • Kenntnis über d. aktuelle OP ($3,84\pm0,96\rightarrow4,94\pm0,23$; $P<0,001$), Name ($3,79\pm1,58\rightarrow4,67\pm0,47$; $P<0,05$), Diagnose ($4,21\pm1,36\rightarrow4,89\pm0,31$; $P<0,05$), Risiken ($3,89\pm1,05\rightarrow4,67\pm0,47$; $P<0,05$) u. postoperative Behandlung d. Patienten ($3,79\pm1,08\rightarrow4,67\pm0,47$; $P<0,05$) • Instrumenten u. Zählkontrolle ($2,26\pm0,99\rightarrow4,39\pm1,11$; $P<0,001$).
KP= Kontrollperiode *IP*= Interventionsperiode *MW*= Mittelwert	

DeFontes, Surbida, (2004) USA	
Forschungsansatz/ Studiendesign/Stichprobe	Quantitativ k.A. OP-Teammitglieder (n=119)
Erhebungsinstrumente/ Analyse	SAQ (Safe Attitude Questionnaire) Fragebogen zur Erhebung des Sicherheitsklimas mit 5-Punkte- Likert-Skala (1=starke Ablehnung, 5=starke Zustimmung), max. 30 Pkt. Dokumentation der Anzahl an: wrong site surgeries und erkannten Beinahefehlern Analyse: K.A.
Ziele/ Interventionen	Verbesserung von Kommunikation, Teamarbeit und Aufmerksamkeit des OP- Teams bei der Überprüfung von Informationen den Patienten und die OP betreffend, um die Patientensicherheit im OP zu erhöhen. Anwendung von präoperativen Briefings, strukturiert durch eine Checkliste 2 Erhebungen: KP und IP

Resultat	Rücklaufquote: In KP: 75%; in IP 88%
	• Item: Das Sicherheitsklima im OP ist gut:
	  „Zustimmung" oder „starke Zustimmung"
	  51,1%→62,9%
	• Wrong site surgeries pro Jahr: 3→0
	• Erkannte Beinahefehler pro Jahr: 0→5

KP= Kontrollperiode IP= Interventionsperiode MW= Mittelwert	

24

Einav et al., (2010) Israel	
Forschungsansatz/ Studiendesign/Stichprobe	Quantitativ Zweistufige Vergleichsstudie OP-Teammitglieder (n=32)
Erhebungsinstrumente/ Analyse	Beobachtung durch 4 speziell geschulte Personen. Dokumentiert wurden: • alle Aktivitäten • alle verbalen Äußerungen • die Verwendung von Instrumenten inklusive Zeitpunkt Vergleich der nonroutine events lt. OP-Protokoll mit d. dokumentierten Beobachtungen; Fragebögen mit Fünf-Punkt-Skala (1= niedriger Wert, 5=hoher Wert); Items betr. dem Wert der Briefings für die eigene Arbeit, Teamarbeit und Patientensicherheit; max. 15 Pkt. Analyse: Mittels SPPS 13.0 Chi-Quadrat-Test, Mann-Whitney-Test
Ziele/ Interventionen	Ein Protokoll für präoperative Briefings strukturiert durch eine Checkliste entwickeln, und seinen Effekt auf die Patientensicherheit feststellen. Durchführung von präoperativen Briefings, strukturiert durch eine Checkliste 3 Erhebungen KP: Juni-August 2005 IP: Jänner-März 2006 (Gyn.) Juni-August 2006 (Orthop.)

Resultat	• nonroutine events pro OP:
	  MW= 2.1→1.6 (p<0,004)
	• Ergebnisse der Fragebögen:
	  Wert der Briefings für
	  o die eigene Arbeit: MW>4.0
	  o Teamarbeit: MW>4.0
	  o Patientensicherheit: MW>4.0

KP= Kontrollperiode IP= Interventionsperiode MW= Mittelwert

Haynes et al., (2011) USA	
Forschungsansatz/ Studiendesign/Stichprobe	Quantitativ Prä- und Postintervention-Studie OP-Teammitglieder (n=538)
Erhebungsinstrumente/ Analyse	SAQ (Safe Attitude Questionnaire) Fragebogen zur Erhebung des Sicherheitsklimas mit 5-Punkte Likert-Skala (1=starke Ablehnung, 5=starke Zustimmung), max. 30 Pkt. Analyse: Mittels SAS Version 9.1 und Spearmans Rangkorrelationskoeffizienten
Ziele/ Interventionen	Den Zusammenhang zwischen der Patientensicherheit und dem Einsatz einer auf einer präoperativen Checkliste basierenden Intervention erheben. Durchführung einer, auf einer präoperativen Checkliste basierenden, Intervention 2 Erhebungen: KP und IP je 2 Wochen lang
Resultat	<u>MW d. Punktezahl pro Item:</u> 3, 91→4,01 Pkt. (95% CI; p= 0,0127) <u>MW bei den einzelnen Items betr.:</u> • Ermutigung Probleme mit der Patientensicherheit zu äußern: 4,02→4,21 Pkt.(95% CI; p=0,0225) <u>In der Interventionsperiode:</u> • 80,2 %: Checkliste verbessert Patientensicherheit • 84,8%: Checkliste verbessert Kommunikation 87%: Checkliste beugt Fehlern im OP vor

*KP= Kontrollperiode **IP**= Interventionsperiode **MW**= Mittelwert*

Helmiö et al., (2011) Finnland	
Forschungsansatz/ Studiendesign/Stichprobe	Quantitativ Pilotstudie Operationen ohne Checkliste (n= 304) Operationen mit Checkliste (n= 443)
Erhebungsinstrumente/ Analyse	Multiple-Choice-Fragebogen Strukturiert nach der WHO Surgical Safety Checklist in Sign in, Time out und Sign out. Die Items des Fragebogens betreffen unter anderem die Sicherheitschecks, Größe und Gewicht des Patienten. Nach Berufsgruppe selektierte Auswertung der Fragebögen (Für Pflegepersonal, Anästhesisten und Operateure) Analyse: Mittels SAS/STAT Version 9.1.3 SP3 für Windows und Chi-Quadrat-Test
Ziele/ Interventionen	Festzustellen, welchen Einfluss die WHO Surgical Safety Checklist auf das Bewusstsein des OP-Teams für Aspekte der Patientensicherheit hat. Anwendung der WHO Surgical Safety Checklist. 2 Erhebungen: KP und IP je 2 Wochen lang
Resultat	Rücklaufquote: In KP: 94,7%; in IP: 93,0% Ergebnisse für Pflegepersonal: • Bestätigung der Identität der Patienten: 87,9%→96,1% (95% CI; P=<0,001) • Bestätigung der OP-Seite: 90,9%→93,7% (nicht signifikant) • Information über Namen und Rollen der OP-Teammitglieder: 92,4%→94,17% • Erfolgreiche Kommunikation: 64,9%→90,8% (95% CI; P= <0,001).

KP= Kontrollperiode IP= Interventionsperiode MW= Mittelwert

Khoshbin et al., (2009) Kanada	
Forschungsansatz/ Studiendesign/Stichprobe	Quantitativ
	k.A
	OP-Teammitglieder b. Erhebung 1 (n=84)
	OP-Teammitglieder b. Erhebung 2 (n=77)
Erhebungsinstrumente/ Analyse	SAQ (Safe Attitude Questionnaire) Fragebogen zur Erhebung des Sicherheitsklimas mit 5-Punkte Likert-Skala (1=starke Ablehnung, 5=starke Zustimmung), max. 30 Pkt.
	Strukturierte Interviews mit Fragen betr. Patientensicherheit im OP u. Auswirkungen der Briefings auf die Patientensicherheit
Ziele/ Interventionen	Evaluation von 2 Briefinginitiativen: Einer Besprechung der zu operierenden Patienten vor dem ersten OP-Punkt („07:45 huddle") und ein „time out" vor dem Hautschnitt.
	Durchführung von „07:45 huddles" und „time outs" strukturiert durch eine Checkliste 2 Erhebungen: Jänner 2006; August 2007
Resultat	<u>MW d. Punktezahl pro Item d. SAQ nach Einführung der „07:45 huddles" und vor Einführung der „time outs" → nach Einführung der „time outs":</u> • „Ich fühle mich durch meine Kollegen ermutigt über patientensicherheitrelevante Belange zu sprechen" 3,7→3,4 (95% CI; p=<0,05) • „Ich kenne die Namen der Personen mit denen ich heute gearbeitet habe" 4,4→4,2 (95% CI; p=<0,06) <u>Interviews der Pflegepersonen (n=10):</u> • Verbesserte Patientensicherheit; Fokussierung auf d. Patienten

KP= Kontrollperiode IP= Interventionsperiode MW= Mittelwert

Lingard et al., (2008) Kanada	
Forschungsansatz/ Studiendesign/Stichprobe	Quantitativ Prospektive Studie mit Präintervention/ Postintervention-Design OP-Teammitglieder (n= 128)
Erhebungsinstrumente/ Analyse	Beobachtung des OP-Teams durch eine speziell geschulte Person Beobachtet und, mithilfe einer validierten Beobachtungsskala , dokumentiert wurden: <ul><li>Kommunikationsfehler</li><li>Auswirkungen der Checkliste auf Wissen und Handlungen des OP-Teams</li></ul>Evaluation der Briefings mittels Fragebögen mit Ja/nein-Fragen (18 Items betreffend Patientensicherheit, Effizienz, Bildung und Zusammenarbeit) Analyse: Mittels Chi-Quadrat-Test, Mann-Whitney-Test, deskriptiver Statistik
Ziele/ Interventionen	Einführung einer präoperativen Checkliste mit Briefing, sowie herauszufinden ob, und wenn ja wie, durch diese Kommunikationsfehler verringert und die Kommunikation im OP verbessert werden kann. Anwendung einer präoperativen Checkliste mit Briefing. 2 Erhebungen: KP und IP je 5 Monate lang
Resultat	<ul><li>Kommunikationsfehler pro OP: MW: 3,95→1,31 (P<0,001)<ul><li>ohne sichtbare Auswirkungen: 133→38 (P=0,297)</li><li>mit mind. einer sichtbaren Auswirkung: 207→75 (P= 0,297)</li></ul></li></ul>Rücklaufquote der Fragebögen: 93% (n=83: OP-Teammitglieder d. min. bei 2 Briefings anwesend waren) 88%: Briefings halfen Fehlern vorzubeugen
*KP= Kontrollperiode **IP**= Interventionsperiode **MW**= Mittelwert*	

Lingard et al., (2006) Kanada	
Forschungsansatz/ Studiendesign/Stichprobe	Qualitativ k.A. OP-Teammitglieder (n=128)
Erhebungsinstrumente/ Analyse	Ethnographische Methodik mit Aufzeichnung von Ort, Dauer, Inhalt und Kontext der Briefings durch speziell geschulte Beobachter; Aufzeichnung von spontanen Kommentaren; unstrukturierte Interviews Analyse: Mittels qualitativ-vergleichenden Ansatz
Ziele/ Interventionen	Besseres Verständnis des Zusammenhangs zwischen Kommunikationspraktiken und einer tatsächlichen Verbesserung des gemeinschaftlichen Arbeitsprozesses, durch Analyse der Auswirkungen von präoperativen Briefings. Anwendung einer präoperativen Checkliste mit Briefing 1 Erhebung

Resultat	Zwei-Stufen-Modell der kommunikativen „utility":
	• Informationelle „utility"
	  o Informationsaustausch = vorherrschende Leistung d. Briefings
	  o Bereitstellung von neuen Informationen
	  o Absicherung von Informationen
	  o Erinnerung an kritische Details
	  o Lerneffekt
	• Funktionale" utility"
	  o Identifizierung von Problemen u. Unklarheiten

KP= Kontrollperiode IP= Interventionsperiode MW= Mittelwert	

30

Lingard et al., (2005) Kanada	
Forschungsansatz/ Studiendesign/Stichprobe	Qualitativ Pilotstudie OP-Teammitglieder (n=11)
Erhebungsinstrumente/ Analyse	Ethnographische Methodik mit Aufzeichnung von Ort, Dauer, Inhalt (Z.B. diskutierte, übersprungene Items) und Kontext der Briefings; unstrukturierte Interviews Analyse: Mittels modifiziertem Grounded Theory Ansatz.
Ziele/ Interventionen	Ermittlung der Anwendbarkeit der Checkliste, Beschreibung der Verwendung der Checkliste sowie der wahrgenommen Funktionen der Briefings. Anwendung einer präoperativen Checkliste mit Briefing 1 Erhebung

Resultat	<u>Wahrgenommene Funktionen der Briefings:</u>
	• Bereitstellung von detaillierten fallbezogenen Informationen:
	   o Zur Krankengeschichte
	   o Zum OP-Ablauf
	   o 3 OP-Teammitglieder sprachen dem Briefing diese Funktion ab
	• Sicherung von fallspezifischen Details
	   o In 10/18 Briefings wurden Details abgesichert
	• Artikulation von Unklarheiten
	In 10/18 Briefings wurde ein Besorgnis, ein potentielles Problem od. Unklarheiten angesprochen

KP= Kontrollperiode *IP*= Interventionsperiode *MW*= Mittelwert

Makary et al., (2007) USA	
Forschungsansatz/ Studiendesign/Stichprobe	Quantitativ Prä- und Postdesign OP-Teammitglieder (n= 514)
Erhebungsinstrumente/ Analyse	ORBAT= Eine fallbezogene Version des SAQ (Safe Attitude Questionnaire) speziell für den OP (17 Items, die Operationsseite, Kommunikation und Teamarbeit im OP betreffen, max. 85 Pkt.) Analyse: Mittels MANOVA
Ziele/ Interventionen	Den Zusammenhang zwischen dem Einsatz von Checklisten mit Briefing und der Wahrnehmung eines Risikos für „wrong site surgery" durch das OP-Team, zu erheben. Anwendung einer präoperativen Checkliste mit Briefing. 2 Erhebungen: KP und IP
Resultat	Rücklaufquote: In KP: 85%; in IP: 75% • Aufmerksamkeit für die richtige OP-Seite: 52,4%→64,4% (95% CI: 3.02-3.34; P<0,001) Kenntnis über die richtige OP-Seite vorm Hautschnitt: 88,2%→96,6% (95% CI: 4.34-4.56; P<0,002)

KP= Kontrollperiode IP= Interventionsperiode MW= Mittelwert

Nilsson et al., (2010) Schweden	
Forschungsansatz/ Studiendesign/Stichprobe	Quantitativ k.A. OP-Teammitglieder (n= 704)
Erhebungsinstrumente/ Analyse	Fragebogen: Elektronisch versendet, teilweise mit Likert-Skala, teilweise mit Ja/nein-Fragen (Items betreffen die Auswirkungen der Checkliste auf Fehlermanagement und Patientensicherheit sowie Verbesserungsvorschläge für die Checkliste) Analyse: Mittels Kruskal-Wallis-Test
Ziele/ Interventionen	Erfahrungen des OP-Personals mit der Verwendung einer präoperativen Checkliste, ein Jahr nach ihrer Einführung, erheben. Anwendung einer präoperativen Checkliste mit Briefing 1 Erhebung
Resultat	Rücklaufquote: 47% • Das Briefing hat zweifellos od. wahrscheinlich die Patientensicherheit verbessert: 93% • Das Briefing bietet eine Möglichkeit um Probleme zu identifizieren und zu lösen: 86% • Briefings haben das Potential Fehlern vorzubeugen: 97% Das Briefing liefert Informationen d. das OP-Personal sonst nicht erlangt: 72%

KP= Kontrollperiode IP= Interventionsperiode MW= Mittelwert

33

Panesar et al., (2011) Vereinigtes Königreich	
Forschungsansatz/ Studiendesign/Stichprobe	Quantitativ k.A. Wrong site surgeries (n= 316)
Erhebungsinstrumente/ Analyse	National Reporting and Learning Service (NRLS): Identifizierung aller Fälle von wrong site surgery von 1.1.2008-31.12.2008 Unterteilung der Fälle (z.B. in falscher Patient, falsche Operation, falsche Operationsseite) Beurteilung der Wahrscheinlichkeit einer Verhinderung durch eine präoperative Checkliste anhand einer 5-Punkt-Likert-Skala (1=sehr unwahrscheinlich; 5= sehr wahrscheinlich) Analyse: k. A.
Ziele/ Interventionen	Schätzung der von der NPSA dokumentierten Fälle von wrong site surgery, in der Orthopädie, welche durch eine präoperative Checkliste hätten verhindert werden können. Die retrospektive Anwendung einer präoperativen Checkliste bei dokumentierten Fällen von wrong site surgery. 1 Erhebung
Resultat	• 133 von 316 dokumentierten wrong site surgeries= tatsächliche wrong site surgeries 28 von 133 wrong site surgeries [21,1%(95%CI 14,1-28,0%)] hätten durch eine präoperative Checkliste verhindert werden können.

KP= Kontrollperiode IP= Interventionsperiode MW= Mittelwert

34

Takala et al., (2011) Finnland	
Forschungsansatz/ Studiendesign/Stichprobe	Quantitativ Prospektive Pilotstudie Operationen ohne Checkliste (n= 901) Operationen mit Checkliste (n= 847)
Erhebungsinstrumente/ Analyse	Multiple-Choice-Fragebogen (Items die Punkte der Checkliste betreffend, außerdem zu Hygiene, Gewicht u. Größe des Patienten, Problemen bei der OP auf Grund der Lagerung…) Nach Berufsgruppe selektierte Auswertung der Fragebögen (Für Pflegepersonal, Anästhesisten und Operateure) Analyse: Mittels SPSS 16.0, Pearsons Chi-Quadrat-Test und t-Test
Ziele/ Interventionen	Anwendbarkeit und positive Auswirkungen der Checkliste erheben. Zusätzlich Informationen für die Entwicklung und Validierung einer nationalen Checkliste sammeln. Verwendung einer präoperativen Checkliste angelehnt an die WHO Surgical Safety Checklist 2 Erhebungen: In KP und IP je 4-6 Wochen lang
Resultat	Ergebnisse für Pflegepersonal: • Bestätigung der Patientenidentität: 81,6%→94,2% (95% CI; P<0,01), • Bestätigung der Operationsseite: 90,5%→95,3% (95% CI; P<0,01) • Information über Namen und Rollen der OP-Teammitglieder: 87,7%→93,2 % (95% CI; P<0,01) • Gestörte Kommunikation mit anderen OP-Teammitgliedern: 23%→3% (95% CI; P<0,01)
KP= Kontrollperiode *IP*= Interventionsperiode *MW*= Mittelwert	

3.3 Auswirkungen der präoperativen Checklisten auf die Kommunikation im OP-Team

3.3.1 Verbesserte Kommunikation nach Wahrnehmung des OP-Personals

Bei einer in den USA durchgeführten, quantitativen Prä- und Postintervention-Studie von **Haynes et al.** (2011) stimmten 84,8% (n= 538) der befragten OP-Teammitglieder zu, dass sich die Kommunikation im OP-Team durch die Einführung einer präoperativen Checkliste verbessert hat.

Eine quantitative Pilotstudie von **Helmiö et al.** (2011), welche 2009 in vier finnischen Krankenhäusern durchgeführt wurde, kam zu einem ähnlichen Ergebnis. In die Studie einbezogen wurden 304 Operationsabläufe vor der Implementierung einer präoperativen Checkliste und 443 Operationsabläufe nach der Implementierung. Die Studie zeigte, dass nach Einführung einer präoperativen Checkliste mehr OP-Teammitglieder angaben, dass die Kommunikation im OP erfolgreich stattfindet (von 64,9% vor auf 90,8% nach Einführung der Checkliste, 95% CI; P<0,001).

3.3.2 Weniger Kommunikationsfehler

Eine quantitative prospektive Studie mit Präintervention/ Postintervention-Design von **Lingard et al.** (2008), welche in Toronto in Canada durchgeführt wurde, zeigte durch die Einführung einer präoperativen Checkliste eine Verringerung der Anzahl an durchschnittlichen Kommunikationsfehlern pro OP von 3,95 (n=82) auf 1,31 (n=82) (P<0,001). Kommunikationsfehler ohne sichtbare Auswirkungen verringerten sich von 133 auf 38 (P=0,297) und

Kommunikationsfehler mit mindestens einer sichtbaren Auswirkung von 207 auf 75 (P= 0,297).

Eine in vier Lehrkrankenhäusern in Finnland durchgeführte prospektive Pilotstudie von **Takala et al. (2011)** bestätigte diese Ergebnisse. Sie zeigte nach der Einführung einer präoperativen Checkliste weniger Operationen mit Kommunikationsfehlern bei der Kommunikation von OP-Teammitglieder (von 23% n= 901 auf 3% n= 847, 95% CI; P<0,01).

3.3.3 Besserer Informationsstand des Personals

Eine im OP eines deutschen Krankenhauses im Department für Anästhesiologie und im Department für Traumatologie durchgeführte quantitative Studie von **Böhmer et al.** (2012) zeigte bei einer Fragebogenerhebung mit 5-Punkte-Skala (1=nie, 5=immer) eine Verbesserung bei den Items bezogen auf Kennen der OP-Teammitglieder, Kennen der Risiken der OP und des Operationsablaufes, Kenntnis welche OP aktuell stattfindet, Information über die Markierung, Diagnose, Infektionen, Risiken und die postoperative Behandlung des Patienten.

Bei der Erhebung im Department für Anästhesiologie zeigte sich eine signifikante Verbesserung des Mittelwerts der Punkteanzahl bei dem Item Kennen der Namen der OP-Teammitglieder (Von 3,30 ± 0,95 auf 3,86 ± 0,87; P<0,05), bei der Erhebung im Department für Traumatologie eine signifikante Verbesserung des Mittelwertes der Punkteanzahl bei den Items: Kenntnis welche OP aktuell stattfindet (Von 3,84 ± 0,96 auf 4,94 ± 0,23; P<0,001), Information über Name (Von 3,79 ± 1,58 auf 4,67 ± 0,47; P<0,05), Diagnose (Von 4,21 ± 1,36 auf 4,89 ± 0,31; P<0,05), Risiken (Von 3,89, ± 1,05 auf 4,67 ± 0,47; P<0,05), und die postoperative Behandlung (Von 3,79 ± 1,08 auf 4,67 ± 0,47; P<0,05) des Patienten sowie bei dem Item Instrumenten- und Zählkontrolle (Von 2,26 ± 0,99 auf 4,39 ± 1,11; P<0,001).

Eine in Kanada, in einem Lehrkrankenhaus auf der Abteilung für Gefäßchirurgie, durchgeführte qualitative Pilotstudie von **Lingard et al.** (2005) mit einer Stichprobe von 11 interviewten OP-Teammitgliedern (4 Operateure, 3 Pflegepersonen, 4 Anästhesisten) zeigte, dass die Bereitstellung von detaillierten fallbezogenen Informationen die Hauptaufgabe von präoperativen Checklisten mit

Briefing ist. Zwei von drei befragten Pflegepersonen gaben an, dass die Checkliste ihr Wissen über die Krankengeschichte des Patienten und über den OP-Ablauf, in einer angenehmen Momentaufnahme, erweitert hat. Diese Pflegepersonen gaben außerdem an, dass es ohne der präoperativen Checkliste unpraktisch oder unmöglich gewesen wäre, auf andere Weise diese Informationen zu erlangen. Von Seiten der Operateure wird eine erleichterte Informationsweitergabe an OP-Teammitglieder, besonders an Pflegepersonal, angegeben. Zwei von drei befragten Operateuren gaben an, dass die Operationen reibungsloser abliefen, wenn die Checkliste verwendet wurde, besonders dann 'wenn das Pflegepersonal oder die Anästhesie nicht mit Gefäßoperationen vertraut war.

Eine Pflegeperson, ein Operateur und ein Anästhesist waren jedoch der Meinung, dass die Anwendung der präoperativen Checklisten mit Briefing nur eine geringe Auswirkung auf den Informationsaustausch vor OP-Beginn hatte. Alle drei gaben an, dass die Abfragung von Informationen zum Zeitpunkt des Briefings unnötig war, da alle für die folgende OP relevanten Entscheidungen schon getroffen waren.

Die Fragebogenauswertung einer in Schweden durchgeführten quantitativen Studie von **Nilsson et al. (2010)** bestätigte, das Briefings, strukturiert durch eine präoperative Checkliste, den OP-Teammitgliedern Informationen liefern welche sie ansonsten nicht erlangt hätten. Von 704 befragten OP-Teammitgliedern waren 72% (n=704) dieser Meinung.

Eine qualitative und in Kanada durchgeführte Studie von **Lingard et al. (2006)** mit einer Stichprobe von 128 OP-Teammitgliedern zeigte ebenfalls positive Auswirkungen von präoperativen Checklisten mit

Briefing auf den Informationsstand von OP-Teammitgliedern. Die Ergebnisse der Auswertungen von Aufzeichnungen über Ort, Dauer, Inhalt und Kontext der Briefings, von spontanen Kommentaren und unstrukturierten Interviews, wurden in Form eines zweiteiligen Modells der kommunikativen „utility" dargestellt.

Dieses Modell unterteilt die Funktion einer präoperativen Checkliste mit Briefing in informationelle und funktionelle „utility". Informationelle „utility" besteht unter anderem dann, wenn der Wissensstand des OP-Personals durch Informationsaustausch verbessert wird. Informationsaustausch wird als die vorherrschende Leistung der Briefings bezeichnet. Zu Informationsaustausch wird die Bereitstellung von neuen Informationen, die Absicherung von Informationen, die Erinnerung an kritische Details und ein Lerneffekt gezählt. Neue Informationen bezogen sich meistens auf Details der Krankengeschichte des Patienten und des OP-Ablaufes. In manchen Fällen konnten durch die neuen Informationen Irrtümer aufgeklärt, oder unvollständige Informationen von Kollegen ergänzt werden. Bei der Absicherung von Informationen und der Erinnerung an kritische Details spielten Allergien, Medikamente und die Verfügbarkeit von Blutprodukten die größte Rolle. Der Lerneffekt im Rahmen der Briefings kam dadurch zustande, dass Auszubildende oder neue Mitarbeiter bei Punkten der Checkliste, bei denen für sie noch ein Wissensdefizit bestand, nachfragen konnten. Außerdem ermöglichten die Briefings auch den unterschiedlichen Professionen im OP voneinander zu lernen.

Die Studie von **Helmiö et al. (2011)** zeigte zudem, dass die Anzahl an Operationen, in welchen die OP-Teammitglieder über Namen und Rollen ihrer Kollegen informiert waren, von 92,4% (n=304) vor

Einführung einer präoperativen Checkliste auf 94,17% (n=443) nach Einführung der Checkliste anstieg.

Eine in Kanada durchgeführte quantitative Studie von **Khoshbin et al. (2009)** bestätigte dieses Ergebnis. Bei dieser Studie wurden zwei Erhebungen durchgeführt. Die erste Erhebung nach der Einführung von Besprechungen der zu operierenden Patienten vor dem ersten OP-Punkt („07:45 huddles") und eine zweite Erhebung nach der zusätzlichen Einführung von „time outs".

Bei der ersten Erhebung wurden 84, bei der zweiten 77 OP-Teammitglieder befragt. Der Mittelwert der Punktezahl des Items „Ich kenne die Namen der Personen mit denen ich heute gearbeitet habe" des SAQ (Safe Attitude Questionnaire) stieg von 4,4 bei der ersten Erhebung (n= 84) auf 4,2 bei der zweiten Erhebung (n=77) an (95% CI; p=<0,06).

Die Auswertung der Fragebögen, der Studie von **Takala et al. (2011)** zeigte ein ähnliches Ergebnis. Vor Einführung einer präoperativen Checkliste waren die OP-Teammitglieder bei 87,7% der Operationen (n=901) über Namen und Rollen ihrer Kollegen informiert, nach Einführung einer präoperativen Checkliste bei 93,2 % (n=847) (95% CI; P<0,01).

3.4 Auswirkungen der präoperativen Checklisten auf die Patientensicherheit im OP

3.4.1 Verbesserte Patientensicherheit nach Wahrnehmung des OP-Personals

Bei einer quantitativen zweistufigen Vergleichsstudie von **Einav et al.** **(2010)**, welche in Jerusalem in Israel durchgeführt wurde, wurden 32 OP-Teammitglieder mithilfe eines Fragebogens mit Fünf-Punkt-Skala unter anderem dazu befragt, welchen Wert die durchgeführten Briefings strukturiert durch eine Checkliste für die Patientensicherheit haben (1=niedriger Wert, 5=hoher Wert). Der durchschnittlich angegebene Wert war größer als 4.0, was einen hohen Wert der Briefings für die Patientensicherheit zeigt.

Bei der Studie von **Haynes et al. (2011)** gaben 80,2% (n=538) der befragten OP-Teammitglieder an, dass die präoperative Checkliste die Patientensicherheit verbessert hat.

Die Studie von **Nilsson et al. (2010)** zeigte ein ähnliches Ergebnis. Hier gaben 93% (n= 704) der befragten OP-Teammitglieder an, dass das Briefing zweifellos oder wahrscheinlich die Patientensicherheit verbessert hat.

Die in den USA durchgeführte, quantitative Studie von **DeFontes und Surbida, (2004)** zeigte durch eine wahrgenommene Verbesserung des Sicherheitsklimas nach Einführung einer präoperativen Checkliste strukturiert durch ein Briefing, ebenfalls eine wahrgenommene Verbesserung der Patientensicherheit, da das Sicherheitsklima als Indikator für patientensicheres Arbeiten des Personals dient. Der Prozentsatz an OP-Personal, welches im SAQ bei der Frage, ob das

Sicherheitsklima im OP gut ist, Zustimmung oder starke Zustimmung ankreuzte stieg von 51,1% (n=119) vor Implementierung der Checkliste, auf 62,9% (n=119) nach Implementierung der Checkliste an.

Eine quantitative, im Vereinigten Königreich durchgeführte Studie von **Allard et al. (2011)** verwendete ebenfalls den SAQ als Erhebungsinstrument. Sie zeigte durch einen Anstieg der durchschnittlichen Gesamtpunkteanzahl von 20,04 auf 20,41 bei 300 befragten OP-Teammitgliedern, ebenfalls eine, wenn auch nicht signifikante Verbesserung des Sicherheitsklimas im OP.

Auch bei der Studie von **Khoshbin et al. (2009)** bestand bei dem interviewten Pflegepersonal (n=10) eine Übereinstimmung, dass präoperative Briefings, strukturiert durch eine Checkliste, die Patientensicherheit im OP verbessern.

3.4.2 Weniger wrong site surgeries

Eine quantitative, im Vereinigten Königreich durchgeführte Studie von **Panesar et al. (2011)** identifizierte im Zeitraum von 1.1.2008 - 31.12.2008 im National Reporting and Learning Service (NRLS) 316 Fälle von wrong site surgery. 133 dieser 316 Fälle stellten sich als tatsächliche wrong site surgeries heraus. Eine retrospektive Analyse dieser Fälle zeigte, dass 28 der 133 Fälle [21,1%(95%CI 14,1-28,0%)] durch eine präoperative Checkliste hätten verhindert werden können. In der Studie von **DeFontes und Surbida (2004)** konnte die Anzahl an wrong site surgeries tatsächlich von 3 auf 0 pro Jahr reduziert werden.

3.4.3 Häufigere Überprüfung der Patientenidentität und Operationsseite

Die Studie von **Helmiö et al.** (2011) zeigte eine häufigere Bestätigung der Patientenidentität und Operationsseite durch die Anwendung einer präoperativen Checkliste. Die Identität des Patienten wurde vor Einführung der präoperativen Checkliste bei 87,9% (n=304) der Operationen überprüft, danach bei 96,1% (n=443) (95% CI; P=<0,001). Die Operationsseite wurde vor Einführung der präoperativen Checkliste bei 90,9% (n=304) der Operationen überprüft, danach bei 93,7% (n=443).

Takala et al. (2011) zeigten ein ähnliches Ergebnis. Bei dieser Studie wurde die Identität des Patienten vor Einführung der präoperativen Checkliste bei 81,6% (n=901) der Operationen überprüft, danach bei 94,2% (n=847) (95% CI; P=<0,01). Die Operationsseite wurde vor Einführung der präoperativen Checkliste bei 90,5% (n=901) der Operationen überprüft, danach bei 95,3% (n=847) (95% CI; P=<0,01).

Die Auswertung der Fragebögen mit 5-Punkt-Skala (1=nie, 5=immer) der Studie von **Böhmer et al.** (2012) zeigte ebenfalls eine signifikant häufigere Überprüfung der Patientenidentität. Der Mittelwert der Punkteanzahl bei dem Item bezogen auf Information über den Patientenname stieg von 3,79±1,58 vor Einführung einer präoperativen Checkliste im Department für Traumatologie, auf 4,67±0,47 nach Einführung der Checkliste an (P<0,05).

Die, in den USA durchgeführte, quantitative Studie mit Prä- und Postdesign von **Makary et al.** (2007) kam zu ähnlichen Ergebnissen. Die Datensammlung erfolgte mit ORBAT(Operating Room Briefing Assessment Tool), eine fallbezogene Version des SAQ. Die Ergebnisse der Studie zeigten bei dem Item „Eine präoperative

Diskussion erhöhte meine Aufmerksamkeit für die richtige Operationsseite" einen Anstieg der Zustimmungen von 52,4% (n=514) auf 64,4% (n=514) (p<0,001). Bei dem Item „Ich wusste vor dem Hautschnitt über die Operationsseite Bescheid" stimmten in der Kontrollperiode 88,2% (n=514) und in der Interventionsperiode 96,6% (n=514)zu (p<0,002).

3.4.4 Frühzeitiges Erkennen und Vorbeugen von Mängeln, Problemen und Fehlern

In der Studie von **Nilsson et al.** (2010) wird von 86% (n=704) der OP-Teammitglieder bestätigt, dass die präoperative Checkliste, strukturiert durch ein Briefing, eine Möglichkeit bietet um Probleme zu identifizieren und zu lösen. Außerdem bestätigten 97% (n=704) der OP-Teammitglieder, dass Briefings das Potential haben Fehlern vorzubeugen.

Die durchschnittliche Punkteanzahl bei dem Item des SAQ „Ermutigung Probleme mit der Patientensicherheit zu äußern" stieg bei der Studie von **Haynes et al.** (2011) von 4,02 vor Einführung der präoperativen Checkliste auf 4,21 nach Einführung der Checkliste an (95% CI; p=0,0225). Außerdem waren nach Einführung der Checkliste 87% (n=538) der OP-Teammitglieder der Meinung, dass die Checkliste Fehlern im OP vorbeugt.

In der Studie von **DeFontes und Surbida (2004)** konnte, durch die Einführung der präoperativen Briefings, strukturiert durch eine Checkliste, die Anzahl an erkannten Beinahefehlern, und damit die Verhinderung von tatsächlichen Fehlern, von 0 auf 5 pro Jahr erhöht werden.

Böhmer et al. (2012) zeigten, dass durch die Einführung von präoperativen Briefings, strukturiert durch eine Checkliste, die Instrumenten- und Zählkontrolle im OP häufiger durchgeführt wird, was ebenfalls eine fehlervorbeugende Maßnahme darstellt. Die Auswertung der Fragebögen mit 5-Punkte-Skala (1=nie, 5=immer), zeigte bei dem Item bezogen auf Instrumenten- und Zählkontrolle einen Anstieg der durchschnittlichen Punkteanzahl von 2,26 ± 0,99 auf 4,39 ± 1,11 (P<0,001), von vor Einführung der präoperativen Checkliste, auf nach Einführung der Checkliste.

In der quantitativen, in den USA durchgeführten, Studie von **Bandari et al.** (2012) konnten im Zeitraum vom Oktober 2006 bis zum September 2008 mithilfe eines präoperativen Briefings, strukturiert durch eine Checkliste 1265 Mängel im OP identifiziert werden. Zu diesen Mängeln zählten unter anderem unsterile Materialien, inkorrekte Verwendung von Geräten und Materialien sowie nicht funktionierende Instrumente.

Außerdem wurden bei dieser Studie strukturierte Interviews durchgeführt, bei welchen 33 der 40 befragten OP-Teammitglieder angaben, dass präoperative Briefings effektiv bei der Identifizierung von betrieblichen Mängeln sind. 37 der 40 Befragten gaben zudem an, dass die präoperativen Briefings ebenfalls bei der Identifizierung von Mängeln bei der klinischen Behandlung effektiv sind.

Die Studie von **Einav et al.** (2010) bestätigte diese Wahrnehmung dadurch, dass die durchschnittliche Anzahl an nonroutine events (Abweichungen von der optimalen klinischen Versorgung bzw. dem Standardverfahren) pro OP von vor der Einführung von präoperativen Briefings, strukturiert durch eine Checkliste, auf nach Einführung der Briefings von 2,1 auf 1,6 gesenkt werden konnte (p<0,004).

Bei der Studie von **Lingard et al. (2008)** waren 88% (n=128) der befragten OP-Teammitglieder, nach Einführung einer präoperativen Checkliste mit Briefing, der Meinung, dass Briefings halfen Fehlern vorzubeugen.

Khoshbin et al. (2009) zeigten, dass es durch die Einführung von „time outs" einfacher wird über patientensicherheitsrelevante Belange zu sprechen, wodurch Mängel, Probleme oder Fehler leichter erkannt werden. Bei dem Item „Ich fühle mich durch meine Kollegen ermutigt über patientensicherheitsrelevante Belange zu sprechen" stieg die durchschnittliche SAQ-Punktezahl von 3,7 vor Einführung der Checkliste, auf 3,4 nach Einführung der Checkliste an (95% CI; $p = < 0,05$).

Die qualitative Studie von **Lingard et al (2005)** bestätigt ebenfalls das präoperative Checklisten das Erkennen von Mängeln, Problemen und Fehlern erleichtern, da bei dieser die Sicherung von fallspezifischen Details und die Artikulation von Unklarheiten als Hauptfunktionen der Checklisten identifiziert wurden. In 10 von 18 Briefings wurden Details abgesichert und eine Besorgnis, ein potentielles Problem oder Unklarheiten angesprochen.

Bei der ebenfalls qualitativen Studie von **Lingard et al. (2006)** bildet die sogenannte funktionale „utility" den zweiten Teil des Zwei-Stufen-Modells der kommunikativen, „utility" welches die Hauptfunktionen von präoperativen Checklisten, strukturiert durch ein Briefing" darstellen soll. Die funktionale „utility" umfasst die Identifizierung von Problemen und Unklarheiten sowie die Anregung von für die Patientensicherheit wichtigen Handlungen.

3.5 Zusammenfassung der Ergebnisse

Die Ergebnisse der 15 oben tabellarisch dargestellten Studien zeigten eine Verbesserung der Patientensicherheit und der Kommunikation im OP, durch die Verwendung von präoperativen Checklisten. Nicht alle Ergebnisse konnten jedoch eine signifikante Verbesserung belegen. Die Ergebnisse der Studien von Haynes et al. (2011), Allard et al. (2011) sowie DeFontes und Surbida (2004) zeigten eine Verbesserung des Sicherheitsklimas im OP durch den Einsatz von präoperativen Checklisten.

Die Studie von Haynes et al. (2011) zeigte eine signifikante, die Studie von Allard et al. (2011) eine nicht signifikante Verbesserung des Sicherheitsklimas.

In der Studie von DeFontes und Surbida (2004) stieg bei dem Item: „Das Sicherheitsklima im OP ist gut", die Anzahl an durchschnittlich angekreuzten „Zustimmung" oder „starke Zustimmung" von vor, auf nach der Implementierung der Checkliste an.

Des Weiteren stimmten der Großteil der befragten Personen bei der Studie von Haynes et al. (2011), Khoshbin et al. (2009) und jener von Nilsson et al. (2010) zu, dass die Checkliste die Patientensicherheit verbessert hat.

Außerdem gab das OP-Personal nach der Einführung der Checklisten eine höhere Priorität von Patientensicherheit im OP an (DeFontes, Surbida, 2004).

Auch das Vorbeugen von Fehlern und das identifizieren von potentiellen Problemen verbessert die Patientensicherheit.

Der Großteil der Befragten bei der Studie von Haynes et al. (2011), der Studie von Nilsson et al. (2010) und der Studie von Lingard et al.

(2008) stimmten zu, dass präoperative Checklisten Fehlern im OP vorbeugen.

Außerdem bestätigten der Großteil der Befragten bei den Studien von Nilsson et al. (2010), Lingard et al. (2008) und Lingard et al. (2006), dass sie eine Möglichkeit bieten, um Probleme zu identifizieren und zu lösen.

Ein Großteil der Befragten bei der Studie von Bandari et al. (2012) gaben außerdem an, dass präoperative Briefings, strukturiert durch eine Checkliste, effektiv bei der Identifizierung von betrieblichen Mängeln und Mängeln bei der klinischen Versorgung sind.

Eine verbesserte Patientensicherheit zeigte sich auch durch eine Reduktion der Anzahl an wrong site surgeries (Panesar et al., 2011; DeFontes, Surbida, 2004), das vermehrte Erkennen von Beinahefehlern (DeFontes, Surbida, 2004) sowie einer signifikanten Reduktion der durchschnittlichen Anzahl an nonroutine events pro OP (Einav et al., 2011).

Die Studie von Böhmer et al. (2012) zeigte zudem durch die signifikant häufiger korrekte Durchführung der Instrumenten- und Zählkontrolle eine Verbesserung der Patientensicherheit. Eine erhöhte Aufmerksamkeit für die richtige Operationsseite und den richtigen Patienten stellt ebenfalls eine Verbesserung der Patientensicherheit da.

Die Studien von Makary et al. (2007) und Takala et al. (2011) zeigten eine signifikant häufigere Bestätigung von Patientenidentität und korrekter Operationsseite durch die Verwendung der präoperativen Checklisten.

Die Studie von Helmiö et al. (2011) zeigte nur eine signifikant häufigere Bestätigung der Patientenidentität. Die korrekte

Operationsseite wurde ebenfalls häufiger bestätigt, dieses Ergebnis erreichte jedoch keine Signifikanz.

Eine Verbesserung der Kommunikation im OP, durch den Einsatz der präoperativen Checklisten, belegten die Studien von Takala et al. (2011), Haynes et al. (2011), Lingard et al. (2008), Makary et al. (2007) sowie DeFontes und Surbida (2004).

OP-Personal empfand es nach der Einführung der Checklisten signifikant leichter über patientensicherheitsrelevante Belange zu sprechen (Haynes et al., 2011; Khoshbin et al., 2009).

Die Absicherung von Informationen, die Artikulation von Unklarheiten und die Erinnerung an kritische Details sind laut den Studien von Lingard et al. (2006) und Lingard et al. (2005) Hauptfunktionen einer präoperativen Checkliste mit Briefing. Zudem wurden signifikant öfter Teamdiskussionen im OP durchgeführt (Makary et al., 2007).

Die Studie von Lingard et al. (2008) zeigte ebenfalls eine Verbesserung der Kommunikation durch den Einsatz der präoperativen Checklisten, indem die Anzahl an durchschnittlichen Kommunikationsfehlern pro OP signifikant reduziert werden konnte. Auch die Studie von Takala et al. (2011) bestätigte dies dadurch, dass die Anzahl an OP-Teammitgliedern, welche eine gestörte Kommunikation mit anderen OP-Teammitgliedern angaben, signifikant abnahm.

Außerdem bewirkten die präoperativen Checklisten auch einen besseren Informationsstand des OP-Teams. Informationsaustausch ist die vorherrschende Leistung einer präoperativen Checkliste mit Briefing (Lingard et al., (2006) und die Bereitstellung von Informationen eine der Hauptfunktionen (Lingard et al., 2006; Lingard et al., 2005). Laut der Studie von Nilsson et al., (2010) gaben der Großteil der befragten OP-Teammitglieder an, dass sie die Briefings mit Informationen versorgt hatten, welche sie ansonsten nicht erlangt hätten. Dies bestätigten die Ergebnisse der Studie von Böhmer et al. (2012) dadurch, dass nach Einführung einer präoperativen Checkliste die OP-Teammitglieder besser über die aktuelle Operation, den Patientennamen, die Patientendiagnose, die patientenspezifischen Operationsrisiken und die postoperative Behandlung des Patienten informiert waren.

Die Studien von Böhmer et al. (2012), Helmiö et al. (2011), Takala et al. (2011) und Khoshbin et al. (2009) zeigten zudem, dass nach der Einführung der Checklisten mehr OP-Teammitglieder über die Namen und Rollen aller OP-Teammitglieder informiert waren.

4 Diskussion mit Limitationen

Die Ergebnisse der zehn oben beschriebenen Studien zeigten eine Verbesserung der Patientensicherheit und der Kommunikation im OP durch die Verwendung von präoperativen Checklisten.

Die Verbesserung der Patientensicherheit im OP zeigte sich einerseits durch Angaben des OP-Personals, dass präoperative Checklisten halfen, die Patientensicherheit im OP zu verbessern, Fehlern vorzubeugen und Probleme zu identifizieren. Andererseits zeigte sich die verbesserte Patientensicherheit durch eine Verringerung der wrong site surgeries, dem häufigeren Erkennen und Vorbeugen von Mängeln Problemen und Fehlern sowie dem häufigeren Überprüfen der Patientenidentität und der Operationsseite durch die OP-Teammitglieder.

Bestätigt wurden diese Ergebnisse durch drei weitere aktuelle Studien. Einerseits durch Studienergebnisse von Wingenfeld et al. (2010), welche ein Jahr nach der Einführung einer präoperativen Checkliste mit Briefing, eine positive Veränderung der Fehlerkultur zeigte. Andererseits durch eine, in den USA durchgeführten Studie von Lee (2010). Bei dieser konnte nach der Einführung einer präoperativen Checkliste mit Briefing in 583 Operationen in 4 Situationen vor OP-Beginn festgestellt werden, dass Instrumente fehlten oder nicht funktionierten: In 2 Fällen musste die Operation statt laparoskopisch, offen durchgeführt werden. In den anderen 2 Fällen konnte ein Ersatzinstrument vor OP-Beginn organisiert werden. Außerdem konnte eine Operation der falschen Patientenseite verhindert werden und eine trat trotz Briefing auf. Das OP-Personal gab an, sich selbstsicherer und für die Operationen besser vorbereitet zu fühlen.

Eine ebenfalls in den USA durchgeführte Studie von Henrickson et al. (2009), zeigte ebenfalls eine Verbesserung der Patientensicherheit durch eine Reduktion der Anzahl der Wege der Beidienstschwester ins Lager, da es ebenfalls eine Gefährdung der Patientensicherheit darstellt, wenn keine unsterile Schwester im Saal anwesend ist und das OP-Team mit den benötigten Instrumenten oder Materialen versorgen kann. In die Studie einbezogen wurden 10 Operationsabläufe vor der Implementierung der präoperativen Checkliste und 6 Operationsabläufe nach der Implementierung. Die Anzahl der durchschnittlichen Wege der Beidienstschwester ins Lager konnte pro OP von 10 auf 4,7 (P= 0,008) reduziert werden.

Eine aktuelle Studie von Whyte et al. (2007) zeigte jedoch einen negativen Effekt der präoperativen Checklisten mit Briefing auf die Patientensicherheit im OP. Die Auswertung der Aufzeichnungen von vier speziell geschulten Beobachtern zu 302 präoperativen Briefings, zeigte, dass Briefings Wissenslücken von OP-Teammitgliedern tarnen können. Viele ältere OP-Teammitglieder waren der Meinung, dass Checklisten nur formalisieren was sie schon seit langer Zeit tun. Ein Briefing wurde beobachtet, bei welchem der Anästhesist alle Item der Checkliste nur mit „yep" beantwortete. In einem weiteren Briefing wurde das Briefing zwar korrekt durchgeführt, es gab jedoch einen Fehler im OP-Plan, und der auszubildende Chirurg besprach mit den OP-Teammitgliedern eine falsche Operation, bis der Operateur den OP-Saal betrat und den Irrtum richtigstellte.

Die Verbesserung der Kommunikation im OP zeigte sich einerseits durch Angaben der OP-Teammitglieder, dass sich die Kommunikation verbessert hatte, dass es leichter wurde mögliche Probleme bei der Patientenversorgung und Fehler anzusprechen und dass das OP-Personal einen besseren Informationsstand bezüglich dem Patienten, der Operation und der Namen und Rollen aller OP-Teammitglieder bekam. Andererseits zeigte sich die Verbesserung durch eine Reduktion der Anzahl an durchschnittlichen Kommunikationsfehlern pro OP.

Diese Verbesserung der Kommunikation wird von einer weiteren aktuellen Studie bestätigt. Die Studienergebnisse von Nundy et al. (2008) zeigten eine Reduktion der Kommunikationsfehler im OP, welche zu Zeitverzögerungen führten. Vor der Einführung der präoperativen Checkliste gaben 80% (n=306) der OP-Teammitglieder an, dass Zeitverzögerungen durch Kommunikationsfehler im OP üblich sind, danach nur mehr 65% (n= 116).

Eine weitere Studie von Whyte et al. (2007) zeigte jedoch einen negativen Effekt einer präoperativen Checkliste mit Briefing auf die Kommunikation im OP-Team. Die Auswertung der Aufzeichnungen von vier speziell geschulten Beobachtern zu 302 präoperativen Briefings zeigte, dass Briefings positive Kommunikation unterbrechen können. Obwohl Briefings dort Informationsaustausch fördern, wo ansonsten keiner stattfindet, z.B. das Ansprechen von Fragen oder Unsicherheiten durch Auszubildende, können sie ebenso interprofessionellen Informationsaustausch stören. In der Studie werden zwei Bespiele gegeben: Ein Briefing wurde so durchgeführt, dass der das Briefing leitende Operateur, die einzelnen Punkte der Checkliste, die Augen nur auf das Papier gerichtet, schnell herunterlas und keine Möglichkeiten für Beteiligung der anderen OP-Teammitglieder gab. In einem anderen Fall wurde die natürliche, dynamische Teamkommunikation durch die Checkliste gestört. Der Operateur besprach die für ihn wichtigen Belange, vor und nach Durchführung der Checkliste, mit einzelnen OP-Teammitgliedern und leitete das Briefing nur bei den ersten drei Items der Checkliste. Danach übergab er die Checkliste einem ihm untergeordneten Arzt und bat diesen fortzufahren.

4.1 Limitationen

Die zur Beantwortung der Fragestellung dieser Arbeit herangezogenen Studien wiesen einige Limitationen auf. Die Studie von Lingard et al. (2008) hatte mehrere Limitationen. Die Studie zeigte eine Verringerung von Kommunikationsfehlern durch präoperative Checklisten mit Briefing. Diese Verbesserungen könnten jedoch durch die Studienziele vorangetrieben worden sein. Eine weitere Vergleichsstudie, die diese Variable isoliert, wäre sinnvoll. Außerdem ist zu bedenken, dass diese Studie in einem Lehrkrankenhaus durchgeführt wurde, wo ständig wechselnde Auszubildende den Teamzusammenhalt negativ beeinflussen, und deshalb hier das Problem von Kommunikationsfehlern eventuell größer ist, als in Krankenhäusern in denen nicht ausgebildet wird. Dementsprechend sind die Ergebnisse bezüglich der Verringerung von Kommunikationsfehlern, nicht unbedingt auf Krankenhäuser anzuwenden, in welchen nicht ausgebildet wird.

In der Studie von Makary et al. (2007), welche ebenfalls in einem Lehrkrankenhaus durchgeführt wurde, wird ebenso die Übertragbarkeit der Ergebnisse auf Krankenhäuser in welchen nicht ausgebildet wird angezweifelt.

Bei der Studie von Panesar et al. (2011) brachte die Analyse und Interpretation der Daten aus dem NRLS (National Reporting and Learning Service) mehrere Herausforderungen mit sich, hauptsächlich auf Grund des Aufbaus der NRLS. Es kann sein, dass manche Fälle von wrong site surgery nicht erfasst wurden, weil die Berichte oft nur wenig detailliert waren. Da die Berichte jedoch anonymisiert waren, konnten auch nicht einfach Informationen nachgefragt werden. In der Studie von Khoshbin et al. (2009) wird als Limitation angegeben, dass die Erhebung 1 (Nach Einführung der „07:45 huddles" und vor Einführung der" time outs") und die Erhebung 2 (Nach Einführung der „time outs") keine Kontrollperiode hatten, in welcher keine Intervention zur Verbesserung der Patientensicherheit stattfand. Dies könnte den messbaren Verbesserungseffekt durch die „time outs" reduziert haben. Allard et al. (2011) merkten an, dass die Studienergebnisse ihrer Studie nicht unbedingt auf die Anwendung von anderen Patientensicherheit verbessernden Maßnahmen (z.B. andere Checklisten zur Verbesserung der Patientensicherheit im OP) anwendbar sind. Diese Limitation lässt sich auf alle zur Beantwortung der Fragestellung herangezogenen Studien übertragen. Eine weitere Limitation ist, dass bei der Studie von Nilsson et al. (2010) die Rücklaufquote der Fragebögen nur 47% (n=704) betrug, obwohl die Rücklaufquote ähnlich bei allen Professionen (Operateuren, Anästhesisten, Pflegepersonal) war. Mögliche Gründe dafür sind, dass keine Erinnerungsmail gesendet wurde und dass die Mailadressenliste auch Personal beinhaltete, welches im Moment nicht im OP arbeitete.

4.2 Relevanz für die Pflegepraxis

Auch wenn nicht immer die Signifikanz der Verbesserung von Patientensicherheit und Kommunikation im OP aus den 15 Studien ersichtlich war, so zeigten sie alle eine Verbesserung.

Nach Einschätzung der Autorin bringt die Verwendung von präoperativen Checklisten einen relativ geringen Kosten- u. Zeitaufwand mit sich. Diese Einschätzung wird von einer quantitativen Studie von Semel et al. (2010) bestätigt. Diese Studie ermittelte die Einführungs- und Anwendungskosten der WHO Surgical Safety Checklist, innerhalb eines Jahres, in einem Krankenhaus in den USA. Die Einführungskosten wurden hauptsächlich durch die vermehrte Arbeitszeit des Personals gebildet. Wobei die Vorstellung der Checkliste bei Teamsitzungen durchgeführt wurde, wodurch keine Zeit verloren ging, in welcher das Personal normalerweise Patienten behandelte. Die berechneten Einführungskosten bei dieser Studie betrugen $12.635 (9.937,428€). Die Studie zeigte weiterhin keine Unterbrechungen des Arbeitsflusses durch die Anwendung der Checkliste. Eine Gegenüberstellung der Einführungs- und Anwendungskosten der präoperativen Checkliste und den Ersparnissen durch die Verringerung von OP-Komplikationen, zeigte sogar eine Kostenersparnis durch den Einsatz der präoperativen Checklisten. Die Einführung und Anwendung der WHO surgical safety checklist brachte für das Krankenhaus, bei 4000 durchgeführten

Herzoperationen, $103.829 (81.661,509€) Kostenersparnis in einem Jahr. Pro Operation wurden $26,96 (21,204€) gespart.

Sieht man diesen relativ geringen Kosten- u. Zeitaufwand in Relation zur hohen Priorität der Patientensicherheit, ist der Einsatz von präoperativen Checklisten im OP auf jeden Fall sinnvoll.

Vor der Verwendung dieser Checklisten sollte jedoch auf jeden Fall eine entsprechende Schulung des Personals durchgeführt werden, wie eine Studie von Sewell et al. (2010) zeigte: Vor der Teilnahme an einer Schulung wurde eine präoperative Checkliste bei 7,9% (n= 480) der Patienten korrekt angewendet, danach bei 96,9% (n=485). Dies stellt eine signifikante Verbesserung dar. Außerdem waren vor der Schulung 28% (n=100) der Studienteilnehmer der Meinung, dass die präoperative Checkliste die Patientensicherheit verbessert, danach 68% (n=100). Was die Teamkommunikation betrifft, zeigte sich ein ähnliches Ergebnis. Vor der Schulung waren 47% der Meinung, dass die Checkliste die Teamkommunikation verbessert, danach 77%.

4.3 Relevanz für die Pflegeforschung

Die 15 Studien, welche den Ergebnisteil dieser Arbeit bilden, haben als Interventionen sowohl Checklisten mit, als auch ohne Briefing. Anhand der Ergebnisse ist jedoch nicht erkennbar, ob Checklisten die im Rahmen einer Kurzbesprechung angewendet werden, sich positiver auf Patientensicherheit und Kommunikation im OP auswirken, als Checklisten ohne Briefing. Die Literaturrecherche dieser Arbeit hat keine Studien geliefert, welche sich mit einer derartigen Fragestellung beschäftigen, daraus schließt die Autorin, dass auf diesem Gebiet noch Forschungsbedarf besteht.

5 Literaturverzeichnis

Alfredsdottir H.; Bjornsdottir (2007): Nursing and patient safety in the operating room. In: Journal of Advanced Nursing, 61, 29-37

Allard J.; Bleakley A.; Hobbs A.; Coombes L. (2011): Pre-surgery briefings and safety climate in the operating theatre. In: British Medical Journal for Quality and Safety, 20, 1-7

Bandari J.; Schumacher K., Simon M., Cameron D., Goeschel C., Holzmueller C., Makary M., Welsh R., Berenholtz S. (2012): Surfacing Safety Hazards Using Standardized Operating Room Briefings and Debriefings at a Large Regional Medical Center. In: The Joint Commission Journal on Quality and Patient Safety, 38 (4), 154-160

Bates M.J. (1989): The design of browsing and berrypicking techniques for the online search interface. In: Online Information Review, 13 (5), 407-424

Behrens J.; Langer G. (2010): Beurteilung einer Interventionsstudie http://www.medizin.uni-halle.de/pflegewissenschaft/media/EBN/ Interventionsstudien_v1-6.pdf (02.08.2011)

Behrens J.; Langer G. (2004): Beurteilung einer qualitativen Studie http://www.medizin.uni-halle.de/pflegewissenschaft/media/EBN/qualitativ.pdf (02.08.2011)

Böhmer A.; Wappler F.; Tinschmann T.; Kindermann P.; Rixen D.; Bellendir M.; Schwanke U.; Bouillon; Gebershagen M. (2012): The implementation of a perioperative checklist increases patients' perioperative safety an staff satisfaction. In: Acta Anaesthesiologica Scandinavica, 56; 332-338

Cohen F.; Mendelsohn D.; Bernstein M. (2010): Wrong-site craniotomy of 35 cases and systems for prevention. In: Journal of Neurosurgery, 113, 461-473

DeFontes J.; Surbidia S. (2004): Preoperative Safety Briefing Project. In: The Permantente Journal, 8, 21-28

Einav Y.; Gopher D.; Kara I.; Ben-Yosef O.; Lawn M.; Laufer N.; Liebergall M.; Donchin Y. (2010): Preoperative Briefing in the Operating Room. In: Chest, 137(2), 443-449

Gawande A.; Zinner M.; Studdert D.; Brennan T. (2003): Analysis of errors reported by surgeons at three teaching hospitals. In: Surgery, 133, 614-621

Haynes A.; Weiser T.; Berry W.; Lipsitz S.; Breizat A.; Dellinger E.; Dziekan G.; Herbosa T.; Kibatala P; Lapitan M.; Merry A.; Reznick R.; Taylor B.; Vats A.; Gawande A. (2011): Changes in safety attitude and relationship to decreased postoperative morbidity and mortality following implementation of a checklist-based surgical safety intervention. In: British Medical Journal for Quality and Safety, 20, 102-107

Helmiö P.; Blomgren K.; Takala A.; Pauniaho S.; Takala R.; Ikonen T. (2011): Towards better patient safety: WHO Surgical Safety Checklist in ortorhinolarynogology. In: Clinical Otolaryngology, 36, 242-247

Henrickson S.; Wadhera R.; ElBardissi A.; Wiegmann D.; Sundt T. (2009): Development and Pilot Evaluation of a Preoperative Briefing Protocol for Cardiovascular Surgery. In: American Journal of Surgeons, 208, 1115-1123

Khoshbin A.; Lingard L.; Wright J. (2009): Evaluation of preoperative and perioperative operating room briefings at the Hospital for Sick Children. In: Canadian Journal of Surgery, 52, 309-315

Kleibl V.; Mayer H. (2011): Literaturrecherche für Gesundheitsberufe, Wien, Facultas

Kunz R.; Khan K.; Kleijnen J.; Antes G. (2009): Systematische Übersichtsarbeiten und Metaanalysen. Bern, Hans Huber Verlag

Lee S. (2010): The Extended Surgical Time-Out: Does It Improve Quality and Prevent Wrong-Site Surgery?. In: The Permanente Journal, 14, 19-23

Lingard L.; Regehr G.; Orser B.; Reznick R.; Baker R.; Doran D.; Espin S.; Bohnen J.; Whyte S. (2008): Evaluation of a Preoperative Checklist and Team Briefing Among Surgeons, Nurses, and Anesthesiologist to Reduce Failures in Communication. In: Archives of Surgery,143, 12-17

Lingard L.; Whyte S.; Espin S.; Baker G.; Orser B.; Doran D. (2006): Towards safer interprofessional communication: Constructing a model of "utility" from preoperative team briefings. In: Journal of Interprofessional Care, 20(5), 471-483

Lingard L., Espin S., Rubin B., Whyte S., Calmenares M., Baker G., Doran D., Grober E., Orser B., Bohnen J., Reznick R. (2005): Getting teams to talk: development and pilot implementation of a checklist to promote interprofessional communication in the OR. In: Quality and Safety in Health Care, 14, 340-346

Lingard L.; Regehr G.; Espin S.; Devito I.; Whyte S.; Buller D.; Sadovy B.; Rogers D.; Reznick R. (2005): Perceptions of Operating Room Tension across Professions: Building Generalizable Evidence and Educational Resources. In: Academic Medicine, 80, 75-79

Lingard L.; Espin S.; Whyte S.; Regehr G.; Baker G.; Reznick R.; Bohnen J.; Daran D.; Grober E. (2004): Communication failures in the operating room: an observational classification of recurrent types and effects. In: Quality and Safety in Health Care, 13, 330-334

Makary M.; Mukherjee A.; Sexton J.; Syin D.; Goodrich E.; Hartmann E.; Rowen L.; Behrens D.; Marohn M.; Pronovost P. (2007): Operating Room Briefings and Wrong-Site Surgery. In: Journal of the American College of Surgeons, 204, 236-243

Mills P.; Neily J.; Dunn E. (2008): Teamwork and Communication in Surgical Teams: Implications for Patient Safety. In: Journal of the American College of Surgeons, 206, 107-112

Nilsson L.; Lindberget O.; Gupta A.; Vegfors M. (2010): Implementing a pre-operative checklist to increase patient safety: a 1-year follow-up of personal attitudes. In: Acta Anaesthesiologica Scandinavica, 54, 176-182

NRLS (2011): Patient Safety Data. http://www.nrls.npsa.nhs.uk/patient-safety-data/ (30.4.2012)

Nundy S.; Mukherjee A.; Sexton B.; Pronovost P.; Knight A.; Rowen L.; Duncan M.; Syin D.; Makary M. (2008): Impact of Preoperative Briefings on Operating Room Delays. In: Archives of Surgery, 143, 1068-1072

Panesar S.; Noble D.; Mirza S.; Patel B.; Mann B.; Emerton M.; Cleary K.; Bhandari M. (2011): Can the surgical checklist reduce the risk of wrong site surgery in orthopaedics?- can the checklist help? Supporting evidence from analysis of a national patient incident reporting system. In: Journal of Orthopaedic Surgery and Research, 6, 2-7

Papaspyros S.; Javangula K.; Adluri R.; O'Regan D. (2010): Briefing and debriefing in the cardiac operating room. Analysis of impact on theatre team attitude and patient safety. In: Interactive CardioVascular and Thoracic Surgery, 10, 43-47

Pronovost P.; Berenholtz S.; Dorman T.; Lipsett P.; Simmonds T.; Haraden C. (2003): Improving Communication in the ICU Using Daily Goals. In: Journal of Critical Care, 18, 71-75

Reuther F. (2009): Vermeidung von Eingriffsverwechslungen. Erfahrungen bei der Einführung von Maßnahmen zur Qualitätssicherung und Patientensicherheit in einer Unfallchirurgischen Klinik. In: Der Unfallchirug, 112, 675-678

Seiden S.; Barach P. (2006): Wrong-Side/Wrong-Site, Wrong-Procedure and Wrong-Patient Adverse Events. In: Archives of Surgery, 141, 931-939

Semel M.; Resch S.; Haynes A.; Funk L.; Bader A.; Berry W.; Weiser T.; Gawande A. (2010): Adopting a surgical safety checklist could safe money and improve the quality of care in U.S. hospitals. In: Health Affairs, 29(9), 1593-1599

Sewell M.; Adebibe M.; Jayakumar P.; Jowett C.; Kong K.; Vemulapalli K.; Levack B. (2011): Use of the surgical safety checklist in trauma and orthopaedic patients. In: International Orthopaedics, 35, 897-901

65

Statistik Austria (2011): Medizinische Leistungen bei Spitalsentlassungen 2010 nach den Unterkapiteln des Leistungskatalogs.
http://www.statistik.at/web_de/suchergebnisse/index.html (17.11.2011)

Sutcliffe K.; Lewton E.; Rosenthal M. (2004): Communication Failures: An Insidious Contributor to Medical Mishaps. In: Academic Medicine, 79, 186-194

Takala R.; Pauniaho S.; Kotkansalo A.; Helmiö P.; Blomgren K.; Helminen M.; Kinnunen M.; Takala A.; Aaltonen R.; Katila A.; Peltomaa K.; Ikonen T. (2011): A pilot study of the implementation of WHO Surgical Checklist in Finland: improvements in activities and communication. In: Acta Anaesthesiologica Scandinavica, 20(9), 1-9

Wauben L.; Dekker-Van Doorn C.; Van Wijngaarden J.; Goossens R.; Huijsman R.; Klein J.; Lange J. (2011): Discrepant perceptions of communication, teamwork and situation awareness among surgical team members. In: International Journal for Quality in Health Care, 23, 159-166

Weiser T.; Regenbogen S.; Thompson L.; Haynes A.; Lipsitz S.; Berry W.; Gawande A. (2008): An estimation of the global volume of surgery: a modelling strategy based on available data.
http://gawande.com/documents/2008Lancet--GlobalVolumeofSurgery.pdf (18.11.2011)

Wingenfeld C.; Abbara-Czardybon M.; Arbab D.; Frank D. (2010): Patientensicherheit in der Orthopädie: Implementierung und erste Erfahrungen mit CIRS und Team Time-out. In: Zeitschrift für Orthopädie und Unfallchirurgie, 148, 525-531

Wright A. (2004): KP Northwest Preoperative Briefing Project. In: The Permanente Journal, 9, 35-39

Whyte S.; Lingard L.;Espin S.; Baker R.; Bohnen J.; Orser B.; Doran D.; Reznick R.; Regehr G.: Paradoxical effects of interprofessional briefings on OR team performance. In: Cognition, Technology & Work, 10, 287-294

6 Anhang

Anhang 1: Suchprotokoll

Anhang 2: Suchverlauf der Literaturrecherche der Informations-

spezialistin für Datenbankrecherche

Anhang 1: Suchprotokoll

Suchinstrument und Limitationen	Sucheingabe (Suchbegriffe, Verknüpfungen)	Treffer	Relevante Treffer
Academic Search Premier via EBSCO Am 20.07. 2011	operating theatre AND briefing AND improving communication	1	1
	operating theatre AND briefing AND communication	4	2
	operating theatre AND communication	51	1
	operating room AND briefing AND improving communication	0	0
	operating room AND briefing AND communication	10	1
	operating room AND briefing AND improving teamwork	0	0
	operating room AND briefing AND teamwork	5	0
	operating room AND briefing	25	1
	operating theatre AND briefing AND improving teamwork	0	0
	operating theatre AND briefing AND teamwork	3	0
	surgery AND briefing AND improving communication	0	0
	surgery AND briefing AND communication	12	0
	surgery AND briefing AND teamwork	10	0
	surgery AND briefing	29	1
Medline via EBSCO Am 20.07.2011	operating theatre AND briefing AND improving communication	0	0
	operating theatre AND briefing AND communication	3	1
	operating theatre AND communication	60	1
	operating room AND briefing AND improving communication	0	0
	operating room AND briefing AND communication	16	2
	operating room AND briefing AND improving teamwork	0	0
	operating room AND briefing AND teamwork	13	0
	operating room AND briefing	24	0
	operating room AND teamwork	91	2
	operating theatre AND briefing AND improving teamwork	0	0
	operating theatre AND briefing AND teamwork	0	0
	surgery AND briefing AND improving communication	0	0
	surgery AND briefing AND communication	15	0
	surgery AND briefing AND teamwork	10	0
	surgery AND briefing	36	0

Academic Search Premier, Medline, CINHAL via EBSCO	briefing AND patient safety	26	3
	briefing AND patient harm	2	0
	briefing AND errors	34	1
16.12. 2011 –	briefing AND wrong site surgery	3	0
18. 12. 2011	briefing AND patient identification AND surgery	1	0
	checklist AND patient safety	210	2
	checklist AND patient harm	8	0
Limitation:	checklist AND errors	248	0
Publikationszeitraum 2001-2011	checklist AND wrong site surgery	17	0
	checklist AND patient identification	19	0
	time out AND patient safety	50	0
	time out AND patient harm	3	0
	time out AND errors AND surgery	13	0
	time out AND wrong site surgery	17	0
	time out AND patient identification	14	0
	briefing AND communication AND surgery	17	1
	checklist AND communication AND surgery	64	0
	time out AND communication AND surgery	7	0
	WHO surgical safety checklist AND communication	6	0
	WHO surgical safety checklist AND patient safety	11	0
Academic Search Premier, Medline, CINHAL via EBSCO	briefing AND patient safety	54	7
	briefing AND patient harm	4	0
	briefing AND errors	384	4
25.04. 2012 –	briefing AND wrong site surgery	4	0
27. 04. 2012	briefing AND patient identification AND surgery	2	0
	checklist AND patient safety	422	3
	checklist AND patient harm	14	0
Limitation:	checklist AND errors	258	0
Publikationszeitraum 2001-2012	checklist AND wrong site surgery	19	0
	checklist AND patient identification	50	0
	time out AND patient safety	97	0
	time out AND patient harm	5	0
	time out AND errors AND surgery	59	1

	time out AND wrong site surgery	45	1
	time out AND patient identification	31	0
	briefing AND communication AND surgery	33	1
	checklist AND communication AND surgery	110	1
	time out AND communication AND surgery	26	1
	WHO surgical safety checklist AND communication	6	0
	WHO surgical safety checklist AND patient safety	23	0
Pubmed 16.12. 2011 – 18. 12. 2011 Limitation: Publikationszeitraum 2001-2011	briefing AND patient safety	43	3
	briefing AND patient harm	6	1
	briefing AND errors	23	1
	briefing AND wrong site surgery	4	0
	briefing AND patient identification AND surgery	3	0
	checklist AND patient safety AND surgery	116	4
	checklist AND patient harm	54	0
	checklist AND errors AND surgery	89	0
	checklist AND wrong site surgery	9	0
	checklist AND patient identification AND surgery	25	0
	time out AND patient safety AND operation room	26	0
	time out AND patient harm AND surgery	8	0
	time out AND checklist AND surgery	39	0
	time out AND patient identification AND checklist	7	0
	briefing AND communication AND surgery	31	0
	checklist AND communication AND surgery	96	0
	time out AND communication AND surgery	260	0
	WHO surgical safety checklist AND communication	12	0
	WHO surgical safety checklist AND patient safety	32	0
Pubmed 27.04. 2012 – 28. 12. 2012 Limitation: Publikationszeitraum 2001-2012	briefing AND patient safety	48	0
	briefing AND patient harm	7	1
	briefing AND errors	26	1
	briefing AND wrong site surgery	5	0
	briefing AND patient identification AND surgery	3	0
	checklist AND patient safety AND surgery	140	4
	checklist AND patient harm	58	0
	checklist AND errors AND surgery	105	0
	checklist AND wrong site surgery	12	0
	checklist AND patient identification AND surgery	28	0

	time out AND patient safety AND operation room	32	0
	time out AND patient harm AND surgery	8	0
	time out AND checklist AND surgery	49	0
	time out AND patient identification AND checklist	8	0
	briefing AND communication AND surgery	32	0
	checklist AND communication AND surgery	120	0
	time out AND communication AND surgery	297	0
	WHO surgical safety checklist AND communication	13	0
	WHO surgical safety checklist AND patient safety	38	0
DIMDI	briefing AND checklist AND patient safety	58	0
Am: 16.12. 2011 –	briefing AND patient harm AND surgery	59	0
18. 12. 2011	briefing AND errors AND surgery	160	0
	briefing AND wrong site surgery	12	0
Limitation:	briefing AND checklist AND patient identification AND surgery	4	0
Datenbankvorauswahl	checklist AND patient harm	185	0
Medizinische	checklist AND errors AND operation room	95	0
Fachliteratur,	checklist AND wrong site surgery	35	0
Publikationszeitraum	checklist AND patient identification AND surgery	75	0
2001-2011, englisch –	time out AND patient safety AND checklist AND surgery	46	0
und deutschsprachige	time out AND patient harm AND checklist AND surgery	2	0
Artikel	time out AND errors AND surgery AND checklist	22	0
	time out AND wrong site surgery AND checklist	14	0
	time out AND patient identification AND checklist	17	0
	briefing AND communication AND surgery	11	1
	checklist AND communication AND surgery	10	0
	time out AND communication AND surgery	51	0
	WHO surgical safety checklist AND communication	4	0
	WHO surgical safety checklist AND patient safety	6	0
DIMDI	briefing AND checklist AND patient safety	62	0
Am: 29. 04. 2012	briefing AND patient harm AND surgery	62	0
Limitation:	briefing AND errors AND surgery	178	0
Datenbankvorauswahl	briefing AND wrong site surgery	16	0
Medizinische Fach-	briefing AND checklist AND patient identification AND surgery	5	0
literatur,	checklist AND patient harm	196	0
Publikationszeitraum	checklist AND errors AND operation room	108	1
2001-2012, englisch –	checklist AND wrong site surgery	46	0
und deutschsprachige	checklist AND patient identification AND surgery	85	0

Artikel	time out AND patient safety AND checklist AND surgery	76	0
	time out AND patient harm AND checklist AND surgery	2	0
	time out AND errors AND surgery AND checklist	35	0
	time out AND wrong site surgery AND checklist	15	0
	time out AND patient identification AND checklist	22	0
	WHO surgical safety checklist AND communication	53	0
	WHO surgical safety checklist AND patient safety	137	1
Scorpus	operating theatre AND briefing AND communication	8	0
Am 21.07. 2011	operating room AND briefing AND communication	38	1
	operating theatre AND briefing AND teamwork	6	0
	operating room AND briefing AND teamwork	28	0
Scorpus	briefing AND patient safety	114	1
Am: 16.12. 2011 –	briefing AND patient harm	11	0
18. 12. 2011	briefing AND errors AND surgery	20	0
	briefing AND wrong site surgery	6	0
Limitaion:	briefing AND patient identification AND surgery	6	0
Publikationszeitraum	checklist AND patent safety AND surgery	155	3
2001-2011,	checklist AND briefing AND surgery	13	0
	checklist AND patient harm AND surgery	11	0
	checklist AND errors AND surgery	108	2
	checklist AND wrong site surgery	14	0
	checklist AND patient identification AND surgery	25	0
	time out AND patient harm AND surgery	53	0
	time out AND wrong site surgery	24	0
	briefing AND communication AND surgery	32	0
	checklist AND communication AND surgery	101	0
	time out AND communication AND surgery	259	0
	WHO surgical safety checklist AND communication	16	3
	WHO surgical safety checklist AND patient safety	56	0
Scorpus	briefing AND patient safety	151	1
Am: 29.04. 2012 –	briefing AND patient harm	13	0
30. 04. 2012	briefing AND errors AND surgery	23	0
	briefing AND wrong site surgery	7	1
Limitaion:	briefing AND patient identification AND surgery	8	1
Publikationszeitraum	checklist AND patent safety AND surgery	187	3
2001-2012,	checklist AND briefing AND surgery	13	0
	checklist AND patient harm AND surgery	12	0

	checklist AND errors AND surgery	125	1
	checklist AND wrong site surgery	17	1
	checklist AND patient identification AND surgery	29	0
	time out AND patient harm AND surgery	55	0
	time out AND wrong site surgery	27	0
	briefing AND communication AND surgery	34	0
	checklist AND communication AND surgery	115	0
	time out AND communication AND surgery	266	0
	WHO surgical safety checklist AND communication	16	3
	WHO surgical safety checklist AND patient safety	65	0

Anhang 2: Suchverlauf der Literaturrecherche der Informations-
spezialistin für Datenbankrecherche

Search History (17. 1. 2012)

Database: Ovid MEDLINE(R) 1946 to Present with Daily Update, Ovid
MEDLINE(R) In-Process & Other Non-Indexed Citations <January 16, 2012>
Search Strategy:
----
1   exp Medical Errors/ (73214)
2   exp Risk Management/ (165606)
3   (patient? adj1 (safety or identificat* or harm)).ti. (4325)
4   exp Patient Safety/ (175)
5   exp Patient Identification Systems/ (1713)
6   1 or 2 or 3 or 4 or 5 (235004)
7   exp Specialties, Surgical/ (143273)
8   (surger* or surgical).ti,hw. (690143)
9   su.fs. (1415142)
10   7 or 8 or 9 (1748891)
11   6 and 10 (34150)
12   (checklist? or check list?).mp. or exp Checklist/ (17379)
13   (briefing? or time out).mp. [mp=title, abstract, original title, name of
substance word, subject heading word, protocol supplementary concept, rare
disease supplementary concept, unique identifier] (1689)
14   communicat*.ti. (38039)
15   12 or 13 or 14 (56858)
16   11 and 15 (279)
17   exp *Patient Care Team/ (19435)
18   11 and 17 (108)
19   16 or 18 (363)
20   limit 19 to (english or german) (341)
21   limit 20 to yr="2001 - 2012" (323)
22   limit 21 to abstracts (234)
23   21 not 22 (89)

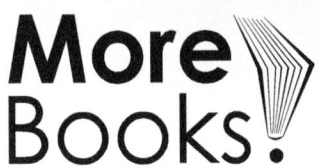
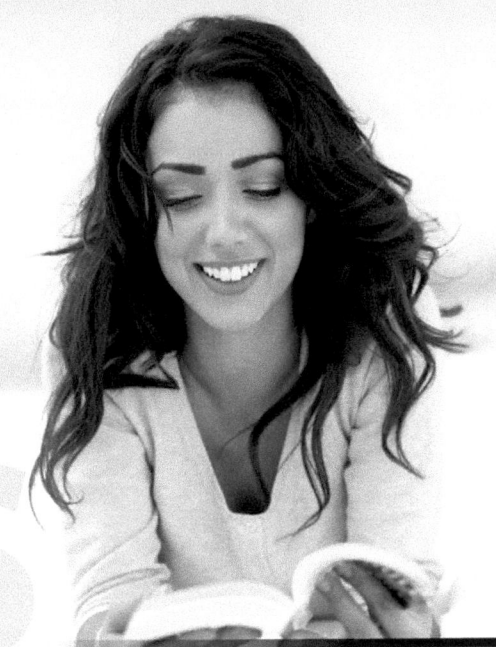
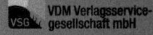

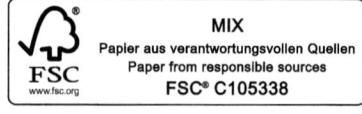